目　次

※メニューブックでは、献立のポイントやメタボリックシンドローム予防のポイントなども解説しています。ぜひご覧ください。

メタボリックシンドローム予防メニューブックについて

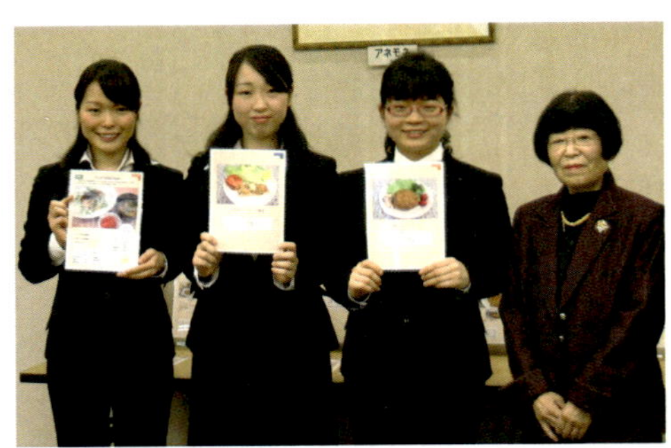
椙山女学園大学　管理栄養学科　森奥　登志江教授
臨床栄養学研究室　伊藤さん、清水さん、霜鳥さん

メタボリックシンドローム予防メニューブックは、東海３県の食材を使用した地産地消の推進とメタボリックシンドローム予防をテーマに、椙山女学園大学臨床栄養学研究室の伊藤千恵美さん、清水真菜華さん、霜鳥有里さんが、平成26年度東海地域食料自給率向上研究会で発表した内容を取りまとめたものです。

本書では、それぞれの季節で育まれる、東海３県の食材を中心に使用し、メタボリックシンドロームの予防を考えています。

新鮮な旬の食材は、四季折々の味を楽しめるだけでなく、栄養が豊富で香りやうま味が強いことから、濃い味付けも必要なく料理を美味しくいただくことができます。

本書を活用することで、皆様の健康維持だけでなく、東海３県の農林水産業や農山漁村を応援いただくことにもなります。

メタボリックシンドロームとは

過剰なエネルギー摂取や運動不足など生活習慣の乱れが原因になり、内臓脂肪型肥満に加えて、高血圧、高血糖、脂質代謝異常などを併せ持った状態のことです。メタボリックシンドロームは生活習慣病の前段階といえます。

メタボリックシンドロームを予防するためには

メタボリックシンドロームは、内臓脂肪型肥満が密接に関わっています。内臓脂肪は皮下脂肪に比べて代謝されやすいため、生活習慣に気を付けることで、比較的容易に改善させることができます。そのため、メタボリックシンドロームの予防には、運動に加えて、栄養バランスのよい食事を1日3食規則正しく食べることが重要です。

地産地消とは

地域で生産される食材を地域で消費する取組のことです。地産地消は、輸送にともなうCO_2の排出量が少なくすむため環境にやさしく、地域農業の活性化や食料自給率の向上にも貢献します。

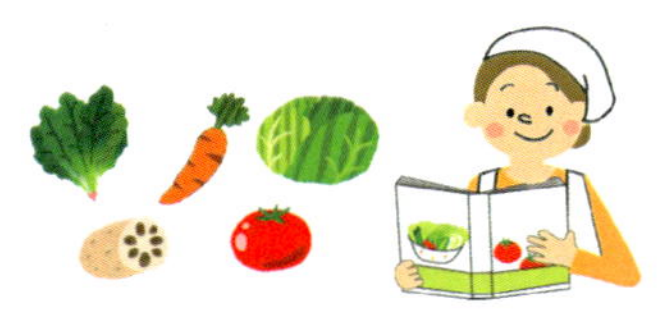

メニューブックの見方

季節ごとの1日のメニュー

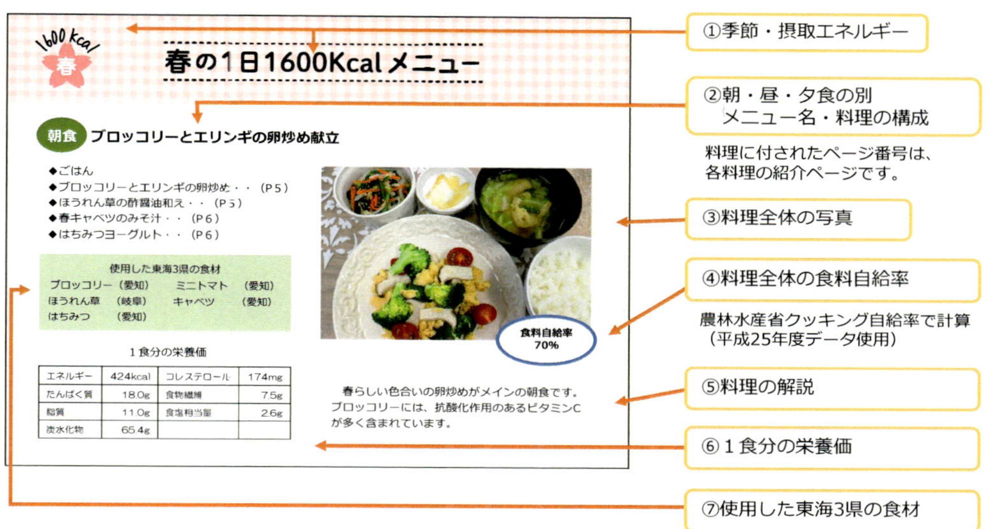

1600 kcal 春

春の1日1600Kcalメニュー

朝食 ブロッコリーとエリンギの卵炒め献立

◆ごはん
◆ブロッコリーとエリンギの卵炒め・・（P5）
◆ほうれん草の酢醤油和え・・（P5）
◆春キャベツのみそ汁・・（P6）
◆はちみつヨーグルト・・（P6）

使用した東海3県の食材

ブロッコリー	（愛知）	ミニトマト	（愛知）
ほうれん草	（岐阜）	キャベツ	（愛知）
はちみつ	（愛知）		

食料自給率 70%

1食分の栄養価

エネルギー	424kcal	コレステロール	174mg
たんぱく質	18.0g	食物繊維	7.5g
脂質	11.0g	食塩相当量	2.6g
炭水化物	65.4g		

春らしい色合いの卵炒めがメインの朝食です。ブロッコリーには、抗酸化作用のあるビタミンCが多く含まれています。

①季節・摂取エネルギー

②朝・昼・夕食の別　メニュー名・料理の構成

料理に付されたページ番号は、各料理の紹介ページです。

③料理全体の写真

④料理全体の食料自給率

農林水産省クッキング自給率で計算（平成25年度データ使用）

⑤料理の解説

⑥１食分の栄養価

⑦使用した東海3県の食材

献立ごとのそれぞれの料理

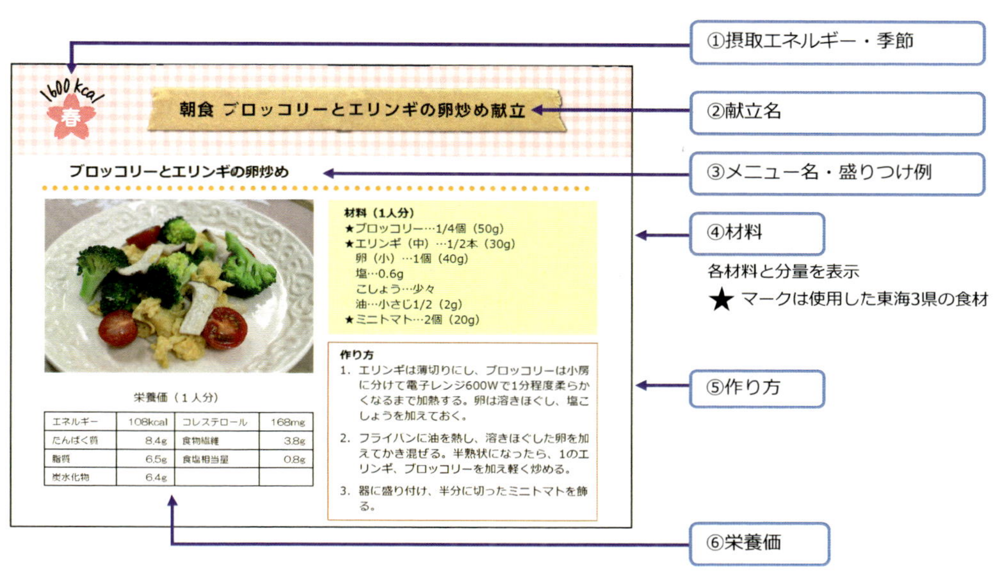

1600 kcal 春

朝食 ブロッコリーとエリンギの卵炒め献立

ブロッコリーとエリンギの卵炒め

材料（1人分）
★ブロッコリー…1/4個（50g）
★エリンギ（中）…1/2本（30g）
卵（小）…1個（40g）
塩…0.6g
こしょう…少々
油…小さじ1/2（2g）
★ミニトマト…2個（20g）

作り方
1. エリンギは薄切りにし、ブロッコリーは小房に分けて電子レンジ600Wで1分程度柔らかくなるまで加熱する。卵は溶きほぐし、塩こしょうを加えておく。
2. フライパンに油を熱し、溶きほぐした卵を加えてかき混ぜる。半熟状になったら、1のエリンギ、ブロッコリーを加え軽く炒める。
3. 器に盛り付け、半分に切ったミニトマトを飾る。

栄養価（1人分）

エネルギー	108kcal	コレステロール	168mg
たんぱく質	8.4g	食物繊維	3.8g
脂質	6.5g	食塩相当量	0.8g
炭水化物	6.4g		

①摂取エネルギー・季節

②献立名

③メニュー名・盛りつけ例

④材料

各材料と分量を表示
★ マークは使用した東海3県の食材

⑤作り方

⑥栄養価

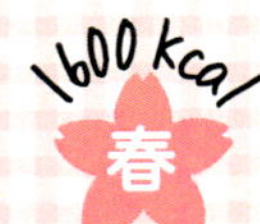

春の1日1600Kcalメニュー

朝食 ブロッコリーとエリンギの卵炒め献立

◆ごはん
◆ブロッコリーとエリンギの卵炒め・・（P５）
◆ほうれん草の酢醤油和え・・（P５）
◆春キャベツのみそ汁・・（P６）
◆はちみつヨーグルト・・（P６）

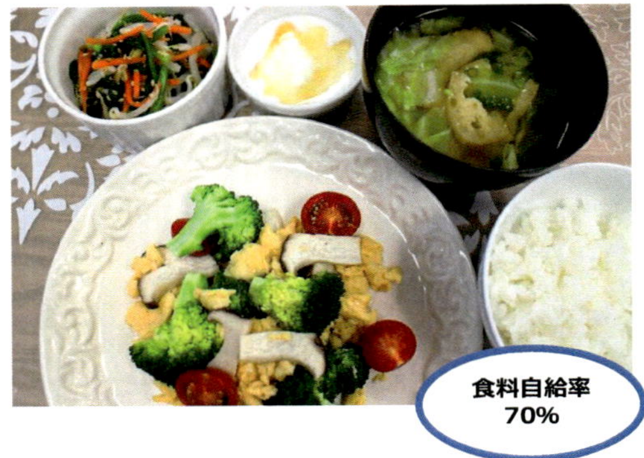

使用した東海3県の食材

ブロッコリー	（愛知）	ミニトマト	（愛知）
ほうれん草	（岐阜）	キャベツ	（愛知）
はちみつ	（愛知）		

１食分の栄養価

エネルギー	424kcal	コレステロール	174mg
たんぱく質	18.0g	食物繊維	7.5g
脂質	11.0g	食塩相当量	2.6g
炭水化物	65.4g		

春らしい色合いの卵炒めがメインの朝食です。ブロッコリーには、抗酸化作用のあるビタミンCが多く含まれています。

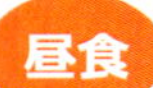

昼食 アジのガーリック焼き献立

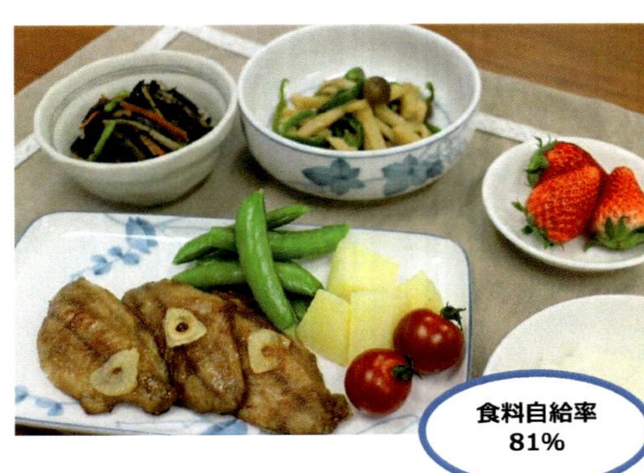

◆ごはん
◆アジのガーリック焼き・・（P７）
◆ひじき煮・・（P８）
◆たけのこのしょうゆバター炒め・・（P８）
◆いちご

使用した東海3県の食材

マアジ	（三重）	ひじき	（三重）
きのこ	（岐阜）	いちご	（愛知）

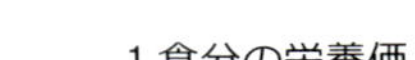

１食分の栄養価

エネルギー	573kcal	コレステロール	68mg
たんぱく質	26.8g	食物繊維	8.3g
脂質	13.1g	食塩相当量	2.9g
炭水化物	86.4g		

香りのよいアジのガーリック焼きがメインの献立です。アジには、動脈硬化を予防する効果のあるEPAやDHAといった脂肪酸が含まれています。

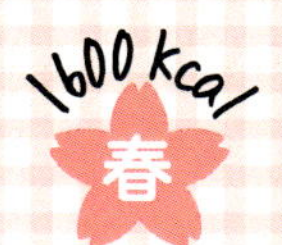

夕食 アサリと小松菜の酒蒸し献立

◆ごはん
◆アサリと小松菜の酒蒸し・・（P９）
◆ごぼうの炒め煮・・（P９）
◆たまねぎの酢の物・・（P10）
◆たけのこのスープ・・（P10）

使用した東海3県の食材

アサリ	（三重）	小松菜	（愛知）
たまねぎ	（愛知）	たけのこ	（愛知）

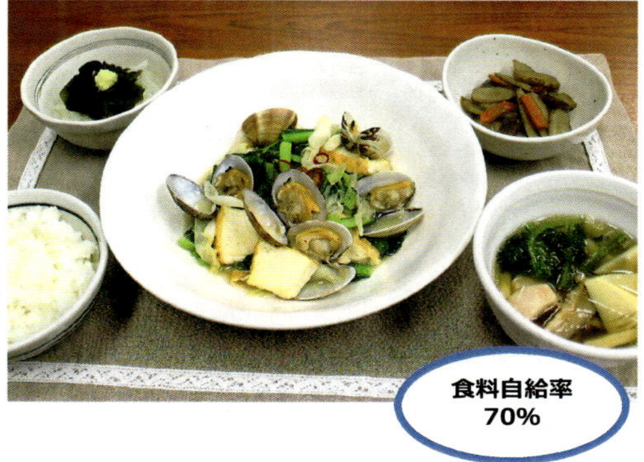

食料自給率
70%

１食分の栄養価

エネルギー	556kcal	コレステロール	36mg
たんぱく質	21.2g	食物繊維	9.4g
脂質	12.7g	食塩相当量	3.3g
炭水化物	84.7g		

春が旬のアサリを使った酒蒸しは、野菜がたっぷり入っていてヘルシーです。アサリには肝機能の向上やコレステロール低下作用があるとされるタウリンが多く含まれています。

春の１日1600Kcalメニューの栄養価

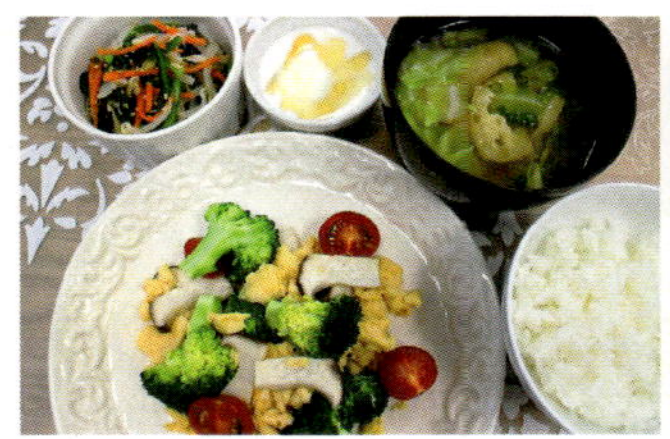

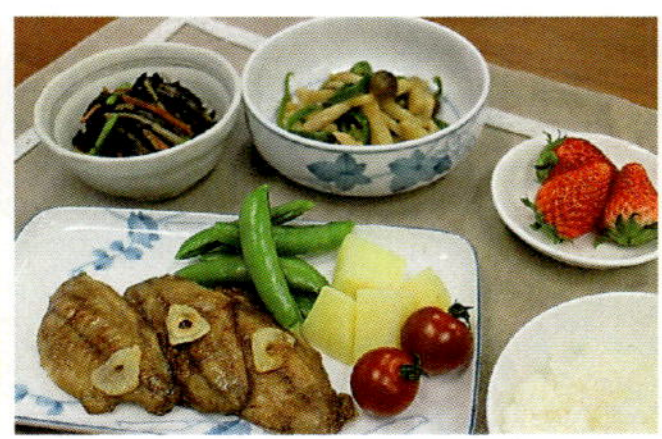

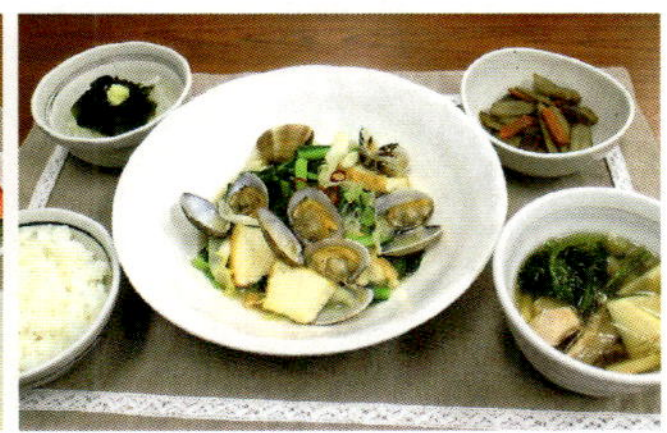

春メニュー１日の栄養価

エネルギー	1553kcal	コレステロール	278mg
たんぱく質	65.9g	食物繊維	25.2g
脂質	36.9g	食塩相当量	8.8g
炭水化物	236.5g	P:F:C	17.0：21.4：61.7

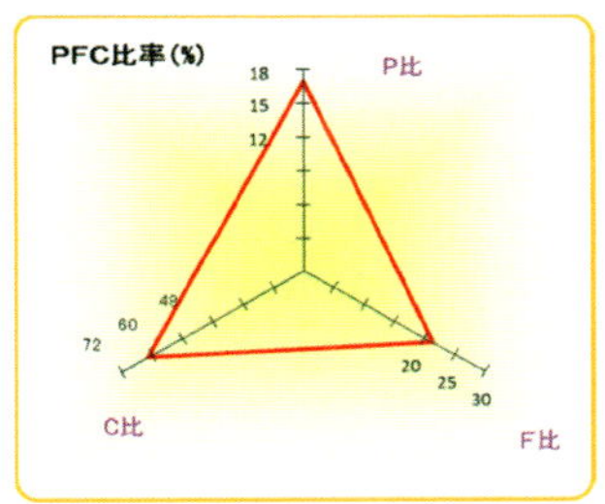

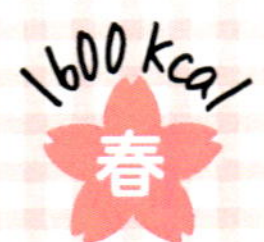

朝食 ブロッコリーとエリンギの卵炒め献立

ブロッコリーとエリンギの卵炒め

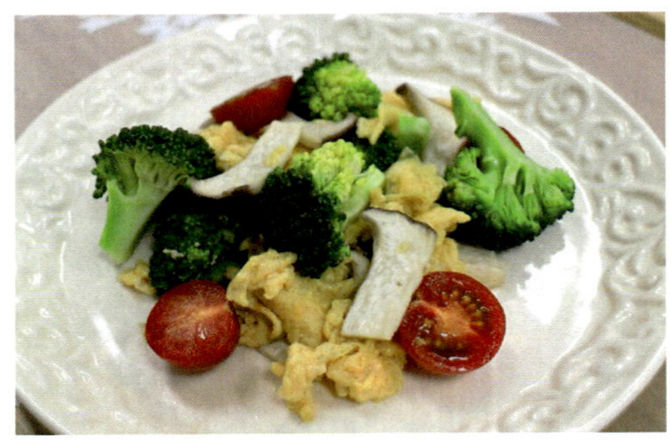

材料（1人分）
★ブロッコリー…1/4個（50g）
★エリンギ（中）…1/2本（30g）
卵（小）…1個（40g）
塩…0.6g
こしょう…少々
油…小さじ1/2（2g）
★ミニトマト…2個（20g）

作り方
1. エリンギは薄切りにし、ブロッコリーは小房に分けて電子レンジ600Wで1分程度柔らかくなるまで加熱する。卵は溶きほぐし、塩こしょうを加えておく。
2. フライパンに油を熱し、溶きほぐした卵を加えてかき混ぜる。半熟状になったら、1のエリンギ、ブロッコリーを加え軽く炒める。
3. 器に盛り付け、半分に切ったミニトマトを飾る。

栄養価（１人分）

エネルギー	108kcal	コレステロール	168mg
たんぱく質	8.4g	食物繊維	3.8g
脂質	6.5g	食塩相当量	0.8g
炭水化物	6.4g		

ほうれん草の酢醤油和え

材料（1人分）
★ほうれん草…1/4束（50g）
★にんじん…1/20本（5g）
もやし…1/7袋（30g）
ごま…小さじ2/3（2g）
酢…小さじ1/2（2.5g）
しょうゆ…小さじ1/2（3g）

作り方
1. にんじんは千切りにし茹で、ほうれん草はさっと茹でて4cm程度に切る。もやしはさっと茹でる。
2. よく水けを絞った1に合わせた調味料とごまを加えて和える。

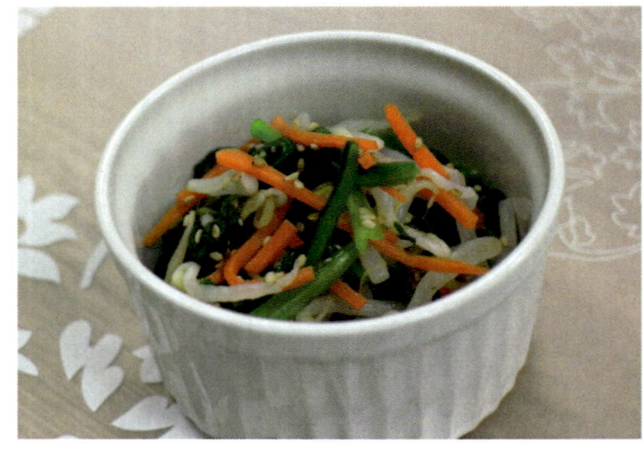

栄養価（１人分）

エネルギー	31kcal	コレステロール	0mg
たんぱく質	2.3g	食物繊維	2.2g
脂質	1.3g	食塩相当量	0.5g
炭水化物	3.5g		

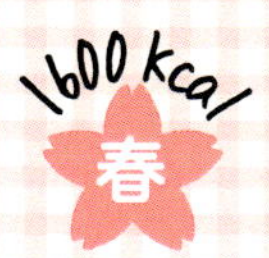

春キャベツのみそ汁

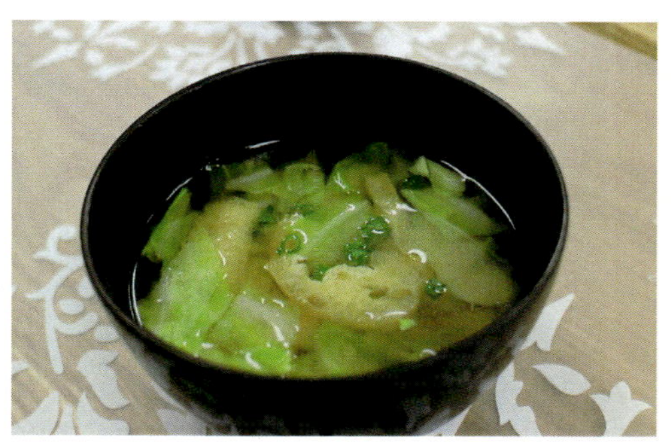

材料（1人分）
★キャベツ…大1枚（40g）
油揚げ…1/8枚（2g）
葉ねぎ…少々（0.5g）
だし汁…150ml
みそ…小さじ1と1/2（9g）

作り方
1. キャベツは短冊切り、油あげは細めの短冊切りにする。
2. 鍋にだし汁を入れ、煮立ったらキャベツと油あげを加える。火が通ったらみそを加える。
3. 器に盛り、葉ねぎをのせる。

栄養価（１人分）

エネルギー	37kcal	コレステロール	0mg
たんぱく質	2.5g	食物繊維	1.2g
脂質	1.3g	食塩相当量	1.3g
炭水化物	4.6g		

はちみつヨーグルト

材料（1人分）
プレーンヨーグルト…50g
★はちみつ…小さじ2/3（5g）

作り方
ヨーグルトを器に盛り、はちみつをかける。

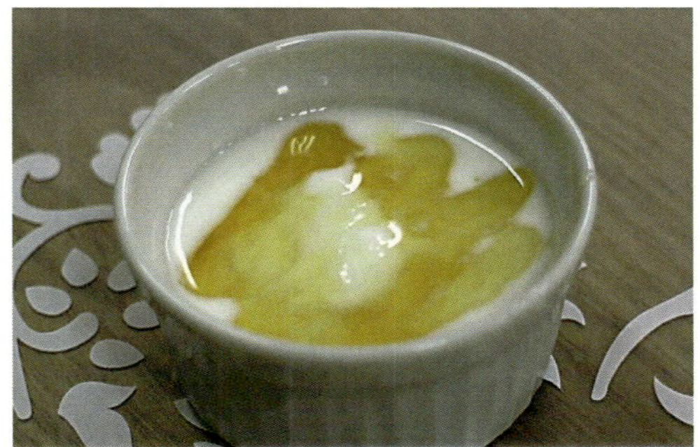

栄養価（１人分）

エネルギー	46kcal	コレステロール	6mg
たんぱく質	1.8g	食物繊維	0.0g
脂質	1.5g	食塩相当量	0.1g
炭水化物	6.4g		

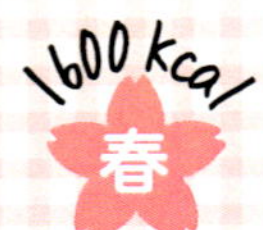

昼食 アジのガーリック焼き献立

アジのガーリック焼き

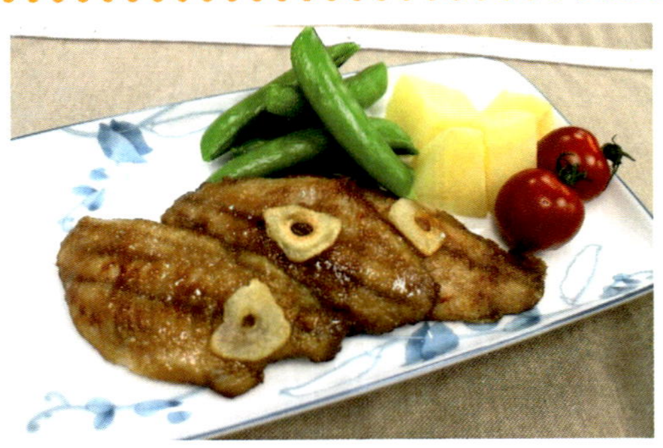

材料（1人分）

★マアジ（三枚おろし）…小さいもの3枚（中くらいなら2枚）（80g）

A ┌しょうゆ…小さじ1（6g）
　 │みりん…小さじ5/6（5g）
　 └酒…小さじ3/5（3ｇ）

片栗粉…小さじ1と2/3（5g）
にんにく…1/3かけ（2g）
油…小さじ1と1/5（5g）

〈付け合せ〉
★スナップエンドウ…6さや（30g）
じゃがいも…中1/3個（40g）
食塩…0.1g
★ミニトマト…2個（20g）

作り方

1. じゃがいもは一口大に切って茹で、スナップエンドウはすじをとり茹でる。茹であがったら水けを切り、塩をまぶす。にんにくは、薄切りにしておく。
2. Aの調味料を合わせ、アジと絡ませて10分程度おき味をなじませる。
3. アジの汁けをきって片栗粉をまぶす。
4. フライパンに油とにんにくを入れ、弱火で加熱する。にんにくの香りが出たら3のアジを並べる。
5. 中火で火が通るまで両面を焼く。
6. 焼きあがったら付け合せの野菜と一緒に器に盛る。

栄養価（１人分）

エネルギー	227kcal	コレステロール	62mg
たんぱく質	18.9g	食物繊維	1.7g
脂質	7.9g	食塩相当量	1.4g
炭水化物	18.2g		

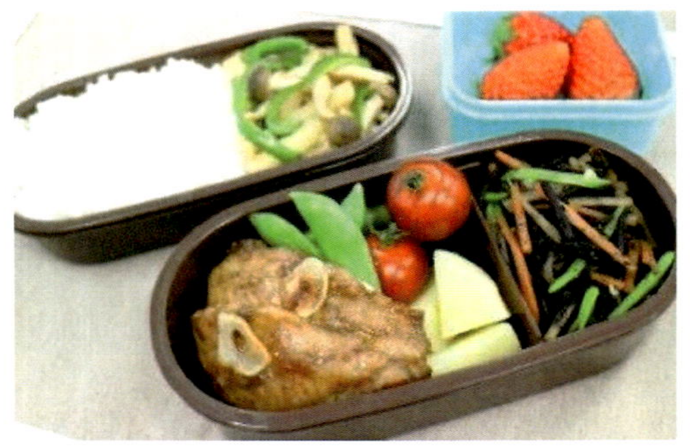

アジのガーリック焼きの献立は、
お弁当にも活用できます！

献立のポイント１　☆季節に合わせた旬の食材を使用☆

東海地方でとれるおいしく手に入りやすい、春夏秋冬の旬の食材を使った献立を考案しました。新鮮な旬の食材は、四季折々の味を楽しめるだけでなく、栄養も豊富で濃い味付けをしなくてもおいしく食べることができます。

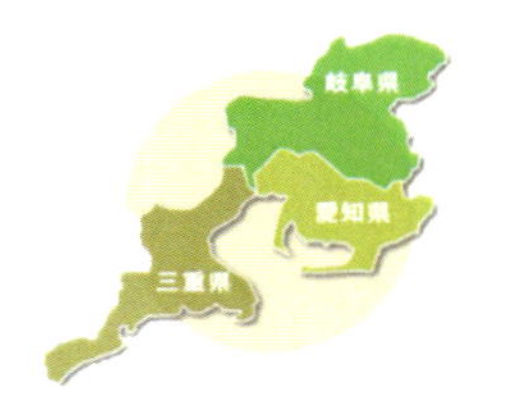

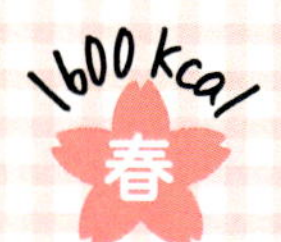

ひじき煮

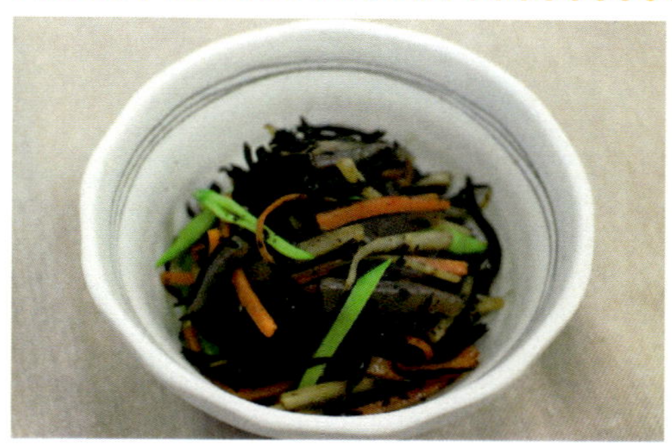

材料（1人分）
★ひじき（乾）…4g
★にんじん…1/10本（10g）
ごぼう…5cm（10g）
★こんにゃく…1/20パック（10g）
★さやえんどう…1さや（4g）
A
砂糖…小さじ1/2（1.5g）
しょうゆ…小さじ2/3強（4.5g）
酒…小さじ1/2（2.5g）
油…小さじ1/2（2g）

栄養価（1人分）

エネルギー	48kcal	コレステロール	0mg
たんぱく質	1.2g	食物繊維	2.9g
脂質	2.1g	食塩相当量	0.8g
炭水化物	7.3g		

作り方
1. ひじきは水でもどす。にんじん、ごぼう、こんにゃく、さやえんどうは4cm程度の細切りにする。
2. 鍋に油を入れ、ひじき、にんじん、ごぼう、こんにゃくを炒める。油が全体に馴染んだらAの調味料を加えて煮る。
3. 火が通ったら、さやえんどうを加えて軽く煮る。

たけのこのしょうゆバター炒め

材料（1人分）
★たけのこ（ゆで）…小1/4個（50g）
★ピーマン…1/2個（10g）
★しめじ…1/5パック（20g）
しょうゆ…小さじ2/3強（4.5g）
バター…小さじ3/4（3g）

作り方
1. たけのことピーマンは細切りにし、しめじは小房に分ける。
2. 熱したフライパンにバターの半量を入れ、たけのこ、ピーマン、しめじの順に加えて炒める。
3. 火が通ったらしょうゆを加え、火を止めてから残りのバターを加えて全体にからませる。

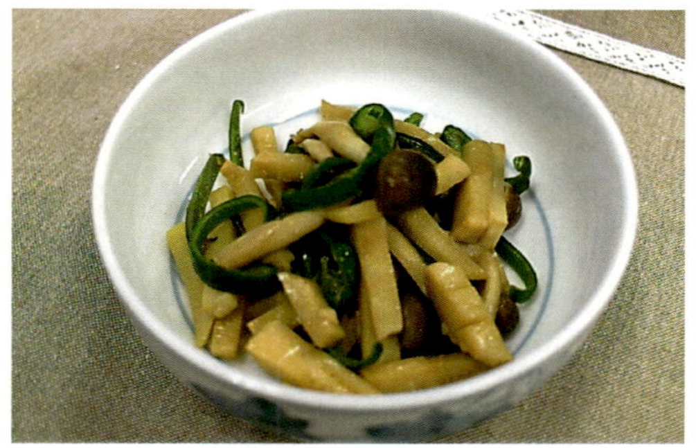

栄養価（1人分）

エネルギー	46kcal	コレステロール	6mg
たんぱく質	2.7g	食物繊維	2.6g
脂質	2.7g	食塩相当量	0.7g
炭水化物	4.7g		

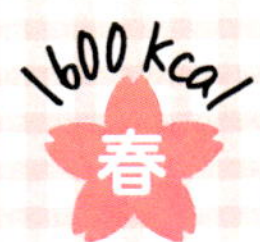

夕食 アサリと小松菜の酒蒸し献立

アサリと小松菜の酒蒸し

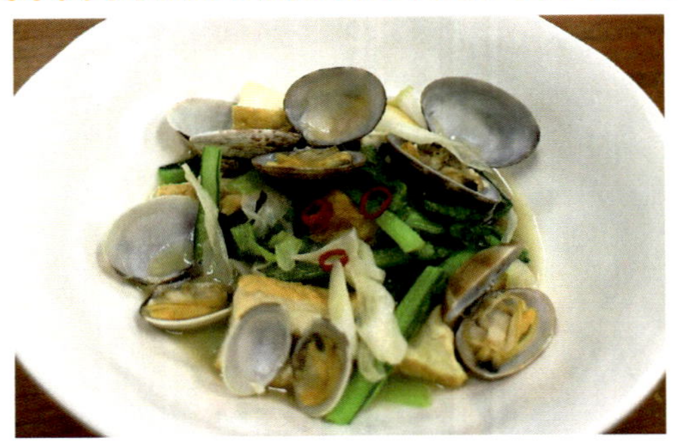

材料(1人分)

★アサリ（殻つき）8～10個（100g）
厚揚げ…1/2枚（50g）
★小松菜…2と2/3株（80g）
根深ねぎ…1/2本（30g）
ごま油…小さじ3/4（3g）
酒…大さじ1（15g）
しょうゆ…小さじ1/2（3g）
みりん…小さじ1/2（3g）
唐辛子…好みで

栄養価（1人分）

エネルギー	135kcal	コレステロール	17mg
たんぱく質	9.4g	食物繊維	2.5g
脂質	6.3g	食塩相当量	1.3g
炭水化物	7.0g		

作り方

1. アサリは殻をこすり合わせてよく洗う。小松菜は4cm程度に切り、ねぎは斜め薄切りにする。厚揚げは1cm程度の厚さに切る。
2. フライパンにごま油を熱し、輪切りにした唐辛子とアサリを炒める。厚揚げと酒を加えふたをして強火で蒸し焼きにする。
3. アサリが開いたら、小松菜とねぎ、しょうゆ、みりんを加えて軽く煮る。

ごぼうの炒め煮

材料(1人分)

ごぼう…25cm（50g）
★にんじん…1/20本（10g）
★こんにゃく…20g
だし汁…20g
砂糖…小さじ2/3（2g）
しょうゆ…小さじ2/3（4g）
油…小さじ1/2（2g）

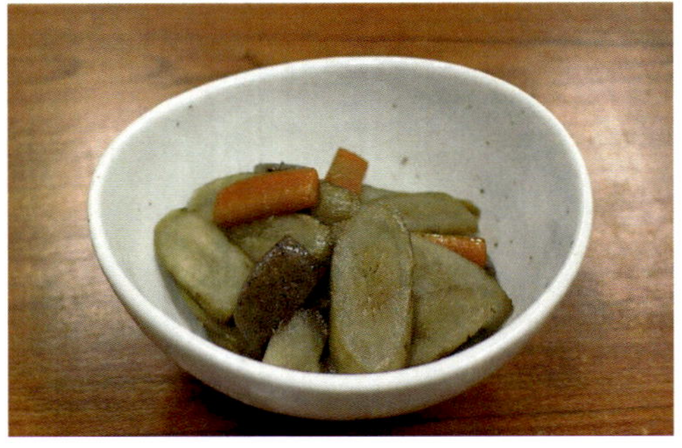

作り方

1. ごぼうは5mm程度の厚さの斜め薄切り、にんじんとこんにゃくは5mm程度の厚さの短冊に切る。
2. 熱したフライパンに油を入れ、ごぼう、にんじん、こんにゃくを加えて全体に油がまわるまで炒める。
3. だし汁、砂糖、しょうゆを加えてふたをして煮る。火が通ったら、ふたを取り、汁けがなくなるまで炒める。

栄養価（1人分）

エネルギー	67kcal	コレステロール	0mg
たんぱく質	1.3g	食物繊維	3.5g
脂質	2.1g	食塩相当量	0.6g
炭水化物	11.5g		

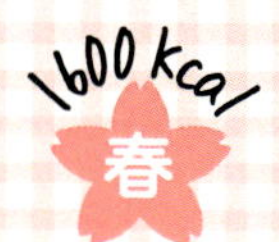

たまねぎの酢の物

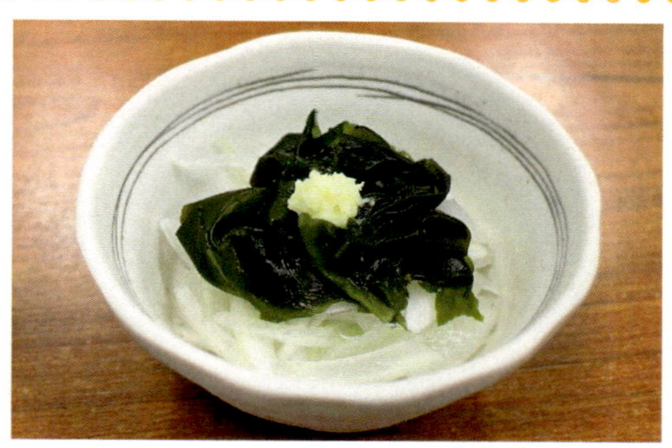

材料（1人分）
★たまねぎ…1/4個（50g）
乾燥わかめ…1g
酢…大さじ1（15g）
砂糖…小さじ1と2/3（5g）
しょうが（すりおろし）…1g

作り方
1. たまねぎは薄く切り水にさらす。わかめは水で戻し、食べやすい大きさに切る。
2. ボウルに酢と砂糖を入れ混ぜ合わせる。よく絞ったたまねぎとわかめを和える。
3. 器に盛り、しょうがをのせる。

栄養価（1人分）

エネルギー	42kcal	コレステロール	1mg
たんぱく質	0.5g	食物繊維	0.9g
脂質	0.1g	食塩相当量	0.0g
炭水化物	9.8g		

たけのこのスープ

材料（1人分）
★たけのこ（ゆで）…小1/6個（40g）
★鶏もも肉…20g
干ししいたけ…1/4個（1g）
★ほうれん草…1/2株（10g）
ごま油…小さじ3/4（3g）
水…150ml
顆粒中華だし…小さじ4/5（2g）
しょうゆ…小さじ1/3（2g）
酒…小さじ1/2（2.5g）
しょうが…2g

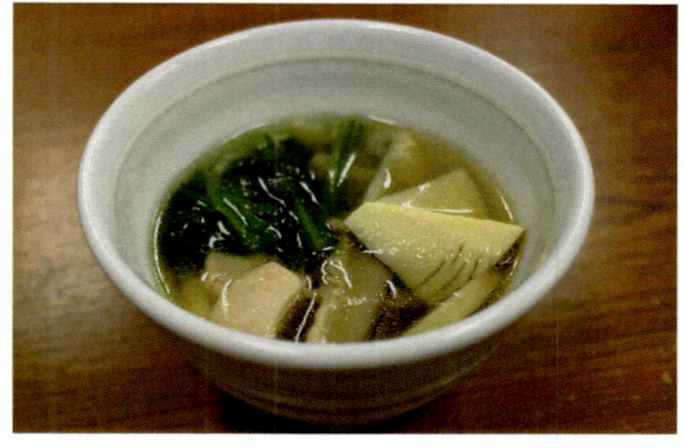

作り方
1. 鶏肉は1.5cm程度の大きさに切る。たけのこはいちょう切り、ほうれん草は4cm程度の長さに切る。干ししいたけは水で戻し、薄切りにする。
2. 鍋にごま油を入れ、鶏もも肉、たけのこ、干ししいたけを炒める。水と顆粒中華だしを入れて加熱する。
3. 火が通ったら、ほうれん草、しょうが、しょうゆ、酒を入れて味を調える。

栄養価（1人分）

エネルギー	77kcal	コレステロール	19mg
たんぱく質	6.4g	食物繊維	2.1g
脂質	4.0g	食塩相当量	1.3g
炭水化物	4.4g		

夏の1日1600Kcalメニュー

朝食 トマトとひき肉の炒め物献立

- ◆玄米ごはん
- ◆トマトとひき肉の炒め物・・（P13）
- ◆ほうれん草の磯辺和え・・（P13）
- ◆みょうがの香味みそ汁・・（P14）

使用した東海3県の食材

豚肉	（愛知）	トマト	（愛知）
ピーマン	（愛知）	ほうれん草	（岐阜）

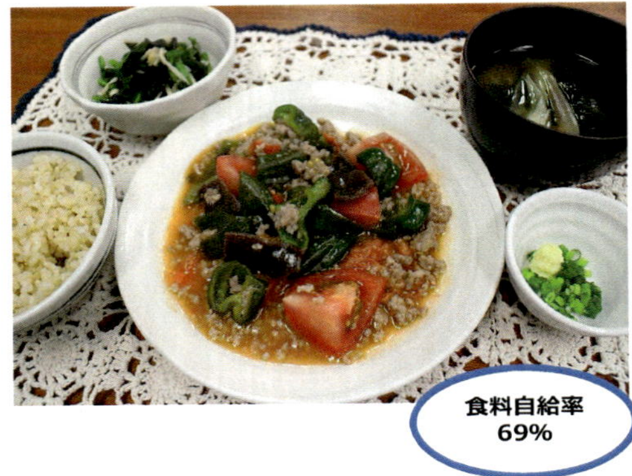

食料自給率
69%

1食分の栄養価

エネルギー	377kcal	コレステロール	31mg
たんぱく質	16.3g	食物繊維	8.4g
脂質	10.2g	食塩相当量	2.6g
炭水化物	57.7g		

食欲のない朝にも食べやすい、お酢とトマトの酸味を効かせたメニューです。みそ汁にみょうがやしょうがなどの香味野菜を加えると風味が増し、薄味でも物足りなさを感じません。

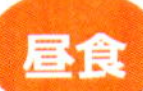

昼食 なすのえびはさみ揚げ献立

- ◆茶飯・・（P15）
- ◆なすのえびはさみ揚げ・・（P15）
- ◆ピーマンのきんぴら・・（P16）
- ◆青のりのジャーマンポテト・・（P16）

使用した東海3県の食材

茶葉	（三重）	芝えび	（三重）
なす	（岐阜）	ピーマン	（愛知）

食料自給率
71%

1食分の栄養価

エネルギー	588kcal	コレステロール	105mg
たんぱく質	22.5g	食物繊維	8.7g
脂質	16.0g	食塩相当量	2.5g
炭水化物	87.2g		

ぷりぷりとしたえびの食感がおいしいはさみ揚げをメインに、お茶の香りがふんわりと香る茶飯を合わせたメニューです。お茶には、抗酸化作用のあるカテキンが含まれています。

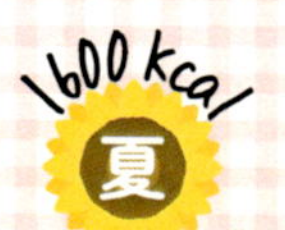

夕食 スズキのマスタード焼き献立

- ◆ごはん
- ◆スズキのマスタード焼き・・（P17）
- ◆モロヘイヤとオクラのお浸し・・（P17）
- ◆夏野菜のチーズ焼き・・（P18）
- ◆枝豆の冷製スープ・・（P18）
- ◆すいか

使用した東海3県の食材

スズキ	（三重）	モロヘイヤ	（愛知）
オクラ	（愛知）	枝豆	（三重）

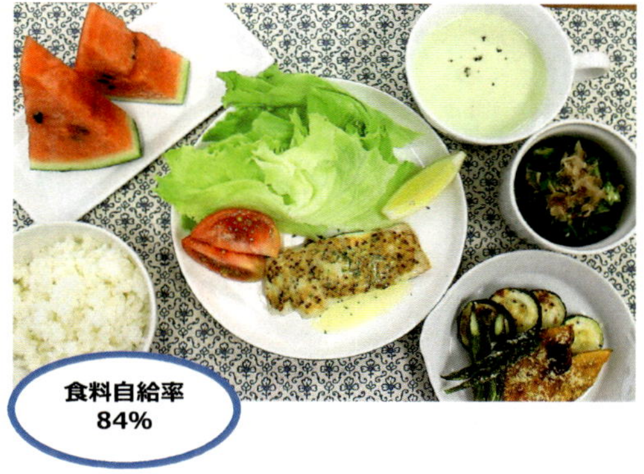

食料自給率
84%

1食分の栄養価

エネルギー	641kcal	コレステロール	64mg
たんぱく質	31.1g	食物繊維	8.6g
脂質	14.3g	食塩相当量	3.2g
炭水化物	97.3g		

メインには、脂質の少ない白身魚を、副菜には、モロヘイヤやズッキーニなどの夏野菜を使ったヘルシーな献立です。モロヘイヤに含まれる水溶性の食物繊維にはコレステロールの吸収を抑える効果があります。

夏の1日1600Kcalメニューの栄養価

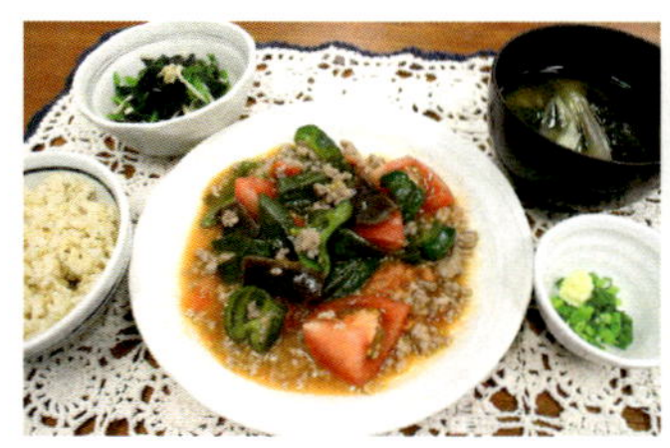

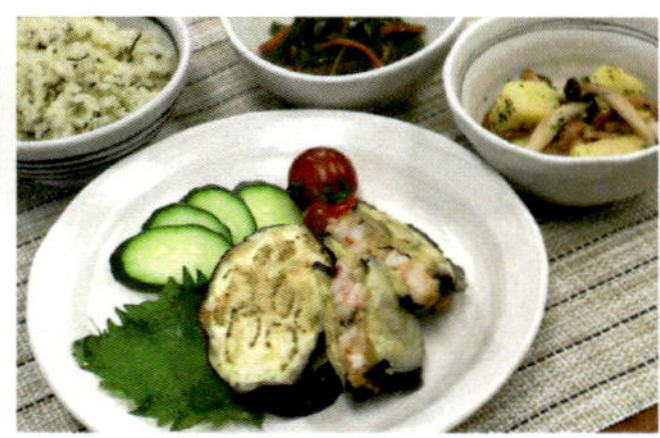

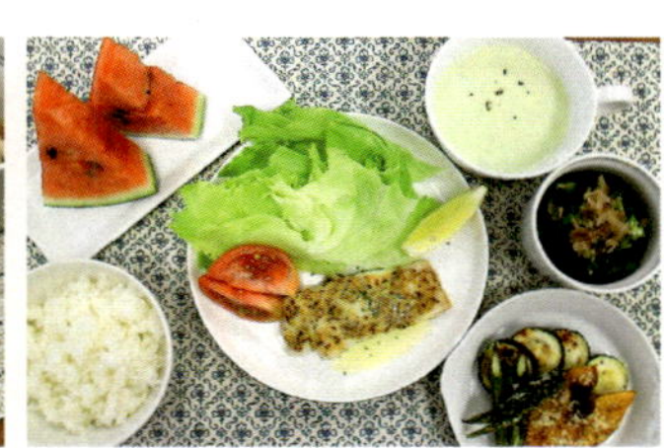

夏メニュー1日の栄養価

エネルギー	1606kcal	コレステロール	199mg
たんぱく質	69.9g	食物繊維	25.6g
脂質	40.5g	食塩相当量	8.2g
炭水化物	242.2g	P:F:C	17.4：22.7：59.8

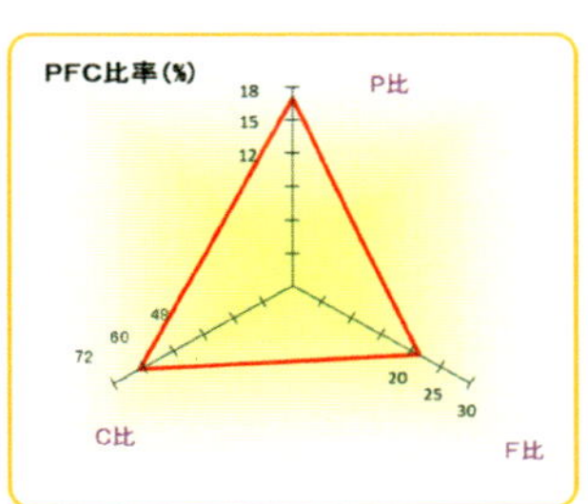

1600 kcal 夏

朝食 トマトとひき肉の炒め物献立

トマトとひき肉の炒め物

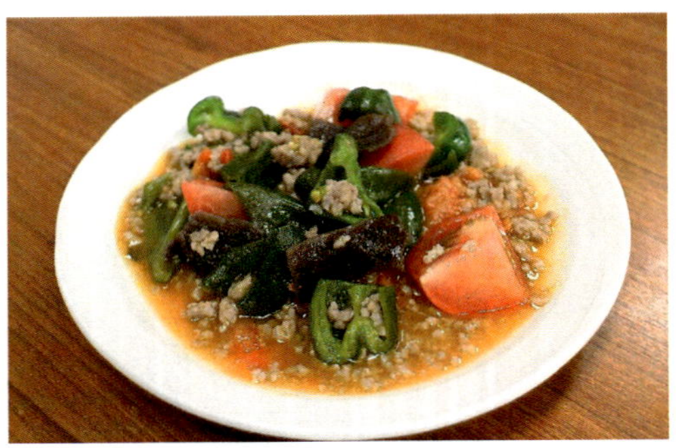

材料（1人分）
★豚ひき肉…40g
★トマト…小1/2個（50g）
★ピーマン…1個（30g）
　きくらげ（乾）…2g
　油…小さじ1/2（2g）
　塩…0.8g
　こしょう…少々
　酢…小さじ1と1/2（7g）
〈水溶き片栗粉〉
　片栗粉…小さじ2/3（2g）
　水…小さじ1/2（2.5g）

作り方
1. トマトは1/8の大きさに切り、ピーマンは一口大の乱切りにする。きくらげは水で戻し、一口大に切る。
2. 熱したフライパンに油を入れ、豚ひき肉を炒める。肉に火が通ったら、きくらげ、ピーマンを加え炒める。
3. 火が通ったらトマトと塩、こしょう、酢を加えて軽く炒め、水溶き片栗粉でとろみをつける。

栄養価（１人分）

エネルギー	135kcal	コレステロール	30mg
たんぱく質	8.2g	食物繊維	2.3g
脂質	8.2g	食塩相当量	0.8g
炭水化物	7.1g		

ほうれん草の磯辺和え

材料（1人分）
★ほうれん草…2/5束（70g）
★えのきたけ…1/5袋（20g）
　焼きのり…2/3枚（2g）
　だし汁…大さじ1/2（7.5g）
　しょうゆ…小さじ4/5（4g）

作り方
1. ほうれん草とえのきたけは茹で、4cm程度の長さに切り、よくしぼる。焼きのりは1.5cm角程度に切る。
2. だし汁としょうゆを混ぜ、ほうれん草、えのきたけ、焼きのりを和える。

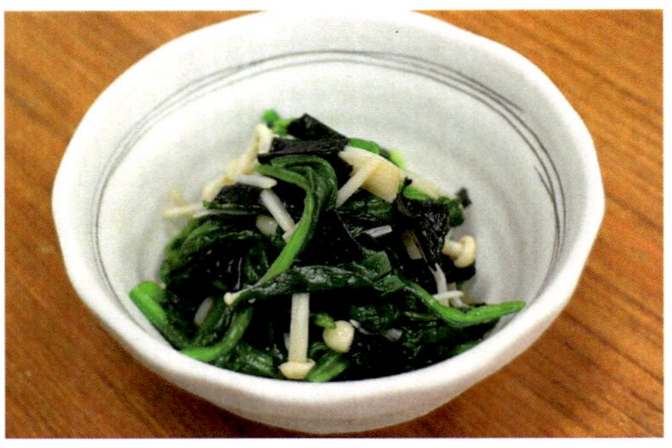

栄養価（１人分）

エネルギー	25kcal	コレステロール	0mg
たんぱく質	3.2g	食物繊維	3.5g
脂質	0.4g	食塩相当量	0.6g
炭水化物	5.0g		

みょうがの香味みそ汁

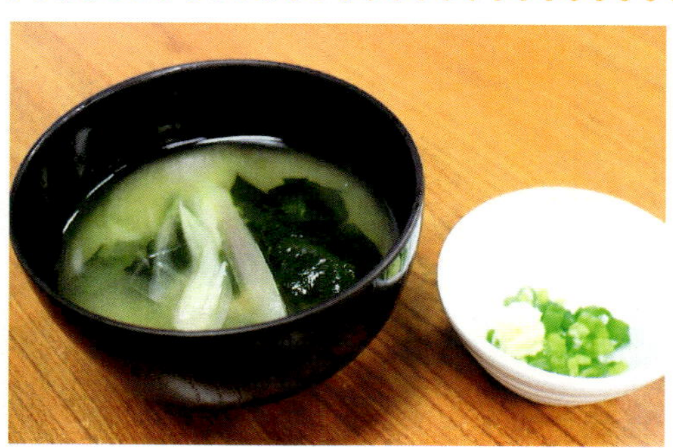

材料（1人分）
★みょうが…1/2個（10g）
乾燥わかめ…1g
だし汁…150ml
みそ…小さじ1（6g）
葉ねぎ（小口切り）…適量（2g）
しょうが（すりおろし）…適量（3g）

作り方
1. わかめは水で戻し、食べやすい大きさに切る。みょうがは縦半分に切ってから斜め薄切りにする。
2. 鍋にだし汁を入れ火にかけ、煮立ったらみょうがとわかめを加える。
3. みそを加え、味を整える。
4. 器に盛り、好みで葉ねぎ、しょうがを加える。

栄養価（1人分）

エネルギー	19kcal	コレステロール	0mg
たんぱく質	1.5g	食物繊維	0.9g
脂質	0.4g	食塩相当量	1.1g
炭水化物	2.8g		

献立のポイント２　☆栄養バランスのよい献立☆

脂肪や糖分の多い偏った食事や1食に偏った食事は、肥満の原因となります。三大栄養素である、たんぱく質（P）・脂質（F）・炭水化物（C）を適正なバランスとし、3食の配分を均等にした食事でメタボを予防します。本メニューブックの献立は、三大栄養素の理想的な比率とされるP 15～20：F 20～25：C 50～70を目指して作成しました。

1600 kcal 夏

昼食 なすのえびはさみ揚げ献立

茶飯

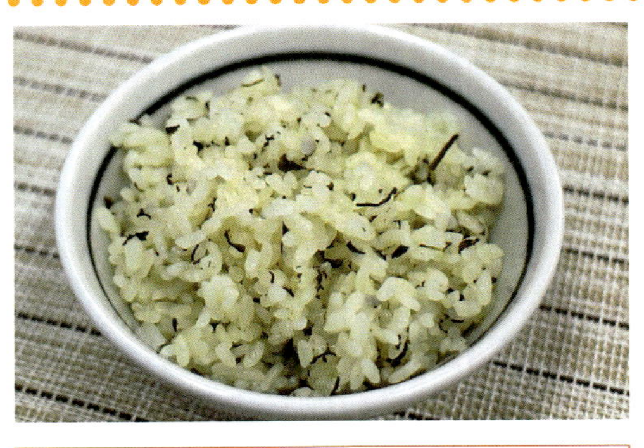

材料（1人分）
米…140g
水…160ml
★煎茶（茶葉）…3g

栄養価（1人分）

エネルギー	245kcal	コレステロール	0mg
たんぱく質	4.2g	食物繊維	1.8g
脂質	0.6g	食塩相当量	0.0g
炭水化物	53.4g		

作り方
米を洗い、水と茶葉を入れ30分以上浸漬して炊飯する。

なすのえびはさみ揚げ

材料（1人分）
★なす…1/2本（70g）
★芝えび（むき）…50g
干ししいたけ…1/4個（1g）
ごぼう…5cm（5g）
A
しょうが（すりおろし）…1g
溶き卵…小さじ1/2（3g）
しょうゆ…小さじ1/3（2g）
砂糖…小さじ1/3（1g）
酒…小さじ1/5（1g）
片栗粉…小さじ1/2（1.5g）
米粉…小さじ2（6g）
塩…0.5g
揚げ油…適量

〈付け合せ〉
★大葉…1枚（2g）
★ミニトマト…大きめ2個（30g）
★きゅうり…1/5本（20g）

栄養価（1人分）

エネルギー	211kcal	コレステロール	99mg
たんぱく質	13.4g	食物繊維	3.1g
脂質	10.8g	食塩相当量	1.0g
炭水化物	15.1g		

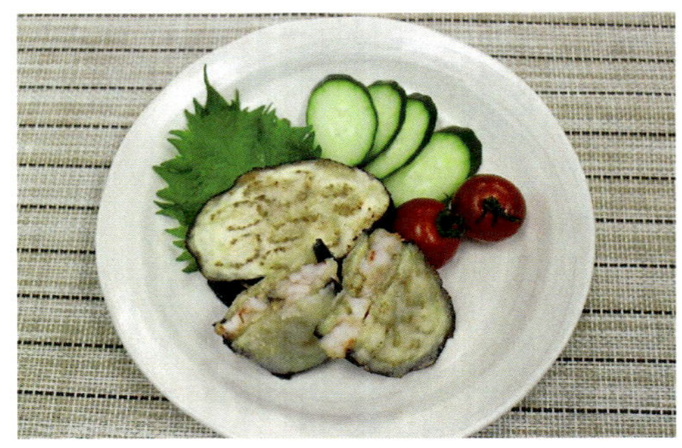

作り方
1. なすは1cm程度の斜め薄切りにし、ごぼうと水で戻した干ししいたけはみじん切りにする。
2. 芝えびを粗みじんにする。
3. 芝えびにAとごぼう、しいたけを加えよく混ぜる。
4. なすに塩をふり、3を挟む。まわりに米粉をまぶし中温に熱した油で揚げる。
5. 器に盛り、斜め薄切りにしたきゅうり、ミニトマト、大葉を添える。

ピーマンのきんぴら

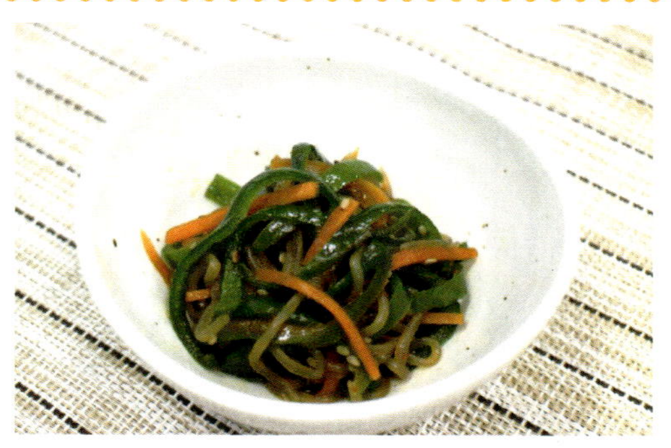

材料（1人分）
★ピーマン…2/3個（25g）
★にんじん…1/20本（10g）
★糸こんにゃく…40g
　ごま油…小さじ1/4（1g）
　しょうゆ…小さじ1弱（5g）
　みりん…小さじ1弱（5g）
　一味唐辛子…少々
　ごま…小さじ1/6（0.5g）

作り方

1. ピーマン、にんじんは細切り、糸こんにゃくはざく切りにする。
2. フライパンにごま油を入れ、にんじんを炒める。軽く火が通ったら、糸こんにゃく、ピーマンを加える。
3. しょうゆ、みりん、一味唐辛子、ごまを加える。

栄養価（1人分）

エネルギー	40kcal	コレステロール	0mg
たんぱく質	0.9g	食物繊維	2.0g
脂質	1.3g	食塩相当量	0.7g
炭水化物	6.2g		

青のりのジャーマンポテト

材料（1人分）
　じゃがいも…中1/4個（50g）
　スイートコーン（ホール）…15g
★しめじ…1/6パック（15g）
　ロースハム…1枚半（15g）
　塩…0.3g
　粗挽きこしょう…少々
　青のり…少々（0.2）
　油…小さじ1/4（1g）

作り方

1. じゃがいもは2cm程度の大きさに切り、茹でる。しめじは小房に分け、ロースハムは7mm程度の細切りにする。
2. 熱したフライパンに油を入れ、ロースハムを炒める。
3. じゃがいも、しめじ、スイートコーンを加え、塩、粗挽きこしょうで味を調え、最後に青のりを加える。

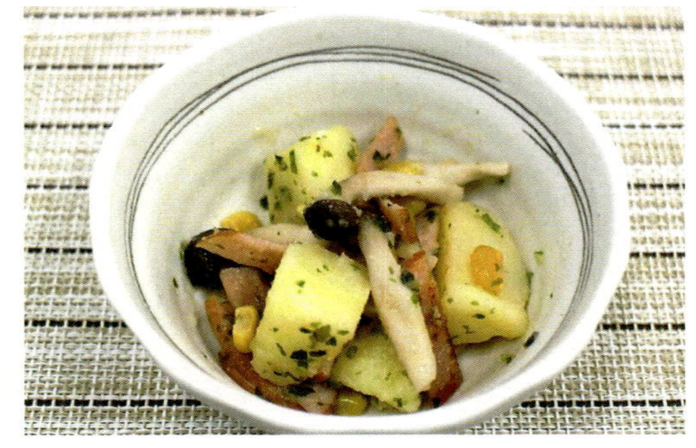

栄養価（1人分）

エネルギー	92kcal	コレステロール	6mg
たんぱく質	4.1g	食物繊維	1.8g
脂質	3.3g	食塩相当量	0.8g
炭水化物	12.5g		

1600 kcal 夏

夕食 スズキのマスタード焼き献立

スズキのマスタード焼き

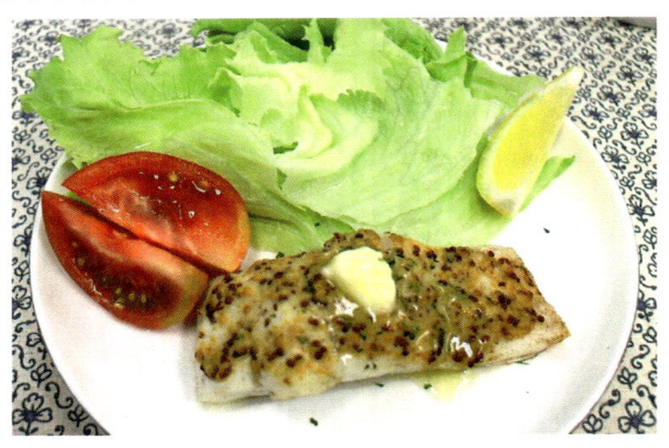

材料（1人分）
★スズキ（切り身）…1切れ（70g）
塩…0.5g
こしょう…少々
A［粒入りマスタード…小さじ1（6g）
　 白ワイン…小さじ1/2（2.5g）
バター…小さじ3/4（3g）
パセリ（乾）…少々
〈付け合わせ〉
★トマト…小1/4個（30g）
レタス…大1枚（40g）
レモン…1/8個（10g）

作り方
1. スズキに塩・こしょうをふり、下味をつける。Aを混ぜ合わせ、スズキに塗る。
2. トマトとレモンはくし形に切り、レタスは適当な大きさにちぎっておく。
3. 1をオーブントースターで10分程度焼き、焦げ目がついたら、アルミホイルをかぶせて火が通るまで焼く。
4. レタスを盛った器に3を乗せ、バターを乗せる。パセリを散らし、トマトとレモンを添える。

栄養価（１人分）

エネルギー	132kcal	コレステロール	53mg
たんぱく質	14.6g	食物繊維	0.4g
脂質	6.4g	食塩相当量	0.9g
炭水化物	2.9g		

モロヘイヤとオクラのお浸し

材料（1人分）
★ほうれん草…2/5束（70g）
★えのきたけ…1/5袋（20g）
焼きのり…2/3枚（2g）
だし汁…大さじ1/2（7.5g）
しょうゆ…小さじ4/5（4g）

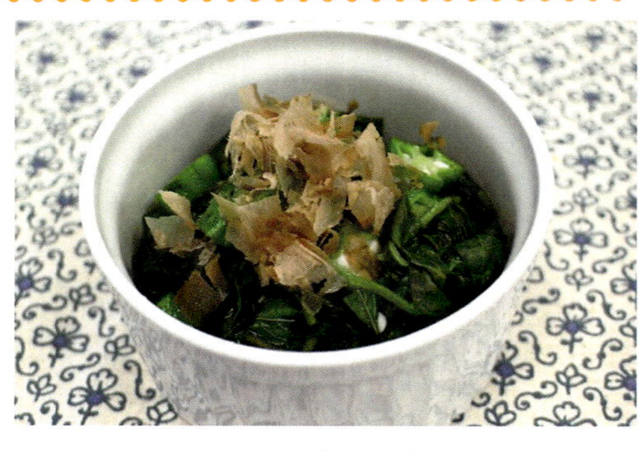

作り方
1. モロヘイヤとオクラは茹で、水けを切った後、モロヘイヤは3cm程度の幅、オクラは輪切りにする。
2. めんつゆで1を和える。
3. 器に盛り付け、かつお節を乗せる。

栄養価（１人分）

エネルギー	25kcal	コレステロール	0mg
たんぱく質	3.2g	食物繊維	3.5g
脂質	0.4g	食塩相当量	0.6g
炭水化物	5.0g		

夏野菜のチーズ焼き

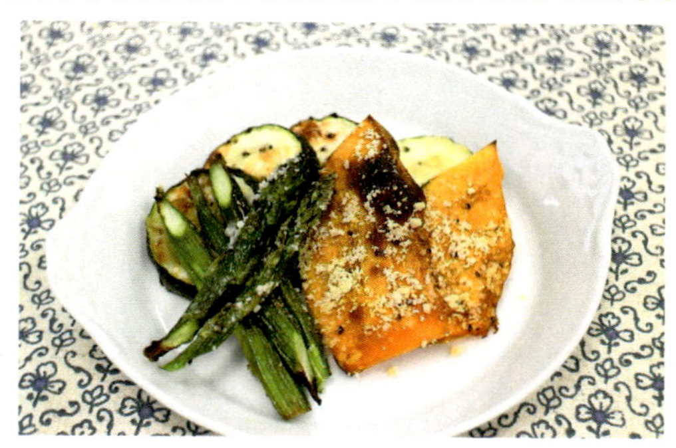

材料（1人分）

ズッキーニ…1/3本（45g）
かぼちゃ…25g
アスパラガス…1本半（25g）
A［粉チーズ…小さじ1（3g）
　塩…0.3g
　こしょう…少々］
オリーブオイル…小さじ1/2（2g）

作り方

1. ズッキーニは1cm程度の輪切り、かぼちゃはスライスにし、アスパラガスは斜め切りにする。
2. オリーブオイルを全体にかけ、Aをふり、アルミホイルの上に乗せ、グリルで焼き目がつくまで焼く。

栄養価（１人分）

エネルギー	67kcal	コレステロール	3mg
たんぱく質	3.0g	食物繊維	1.9g
脂質	3.1g	食塩相当量	0.6g
炭水化物	7.5g		

枝豆の冷製スープ

材料（1人分）

★枝豆…さやつきで50g（中身25g）
牛乳…60ml
コンソメ…小さじ1/2（1.4g）
塩…0.3g
こしょう…少々
水…70ml
米粉…大さじ1（9g）
粗挽きこしょう…少々

作り方

1. 枝豆は茹でてさやから豆を取り出し、分量の牛乳を加えてクリーム状になるまでミキサーにかける。
2. 鍋に米粉と水を入れて米粉を溶かす。1とコンソメも加えてかき混ぜながら火にかける。
3. とろみがついたら、塩・こしょうを入れて味を調える。粗熱をとり、冷蔵庫で冷やす。
4. 器に盛り付け、粗挽きこしょうをふる。

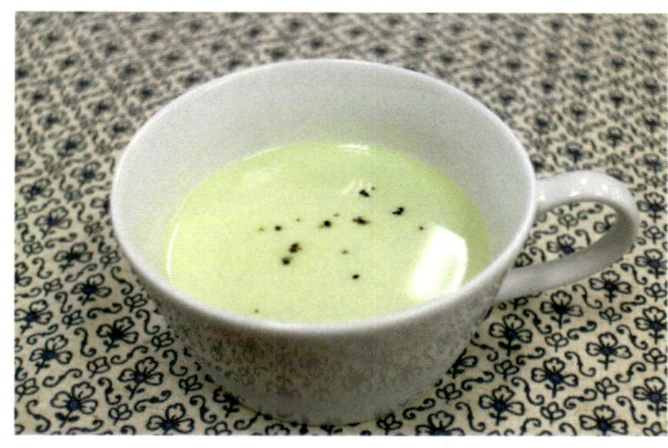

栄養価（１人分）

エネルギー	92kcal	コレステロール	6mg
たんぱく質	4.1g	食物繊維	1.8g
脂質	3.3g	食塩相当量	0.8g
炭水化物	12.5g		

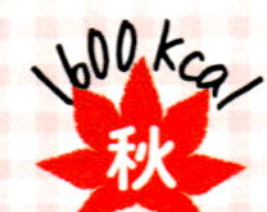

秋の1日1600Kcalメニュー

朝食 米粉のキャベツ焼き献立

◆米粉のキャベツ焼き・・（P 21）
（おろしだれ、甘辛だれ）
◆なめこのすまし汁・・（P 22）

使用した東海3県の食材

キャベツ	（愛知）	まいたけ	（岐阜）
しそ	（愛知）	大根	（愛知）
なめこ	（三重）		

1食分の栄養価

エネルギー	378kcal	コレステロール	189mg
たんぱく質	16.0g	食物繊維	5.7g
脂質	10.0g	食塩相当量	2.4g
炭水化物	57.0g		

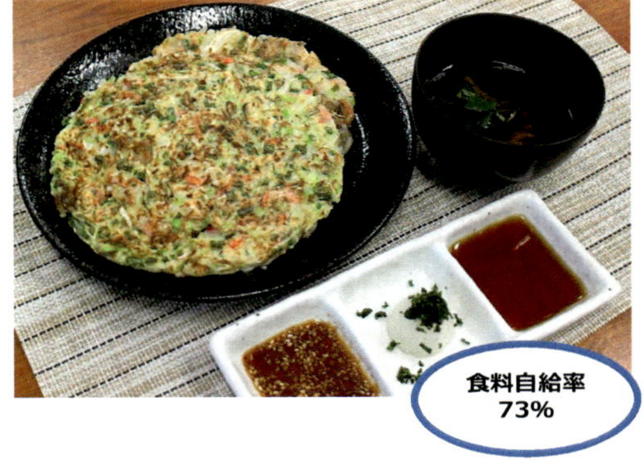

食料自給率
73%

2種類のたれであっさりと食べられるキャベツ焼きは、薄めにパリッと焼くのがコツです。キャベツは胃の粘膜を守る効果のある成分を含んでいるので、胃にもやさしい献立です。
薄めにパリッと焼き上げるのがコツ。

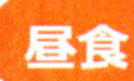

昼食 鶏肉と根菜の甘辛煮献立

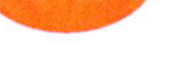

◆玄米ごはん
◆鶏肉と根菜の甘辛煮・・（P 23）
◆野菜の酢醤油和え・・（P 23）
◆さつまいもときのこの炒め物・・（P 24）
◆ごぼうミルクスープ・・（P 24）

使用した東海3県の食材

鶏肉	（愛知）	れんこん	（愛知）
ブロッコリー	（愛知）	にんじん	（愛知）
きのこ	（岐阜）		

1食分の栄養価

エネルギー	606kcal	コレステロール	59mg
たんぱく質	26.8g	食物繊維	10.7g
脂質	15.4g	食塩相当量	3.1g
炭水化物	91.6g		

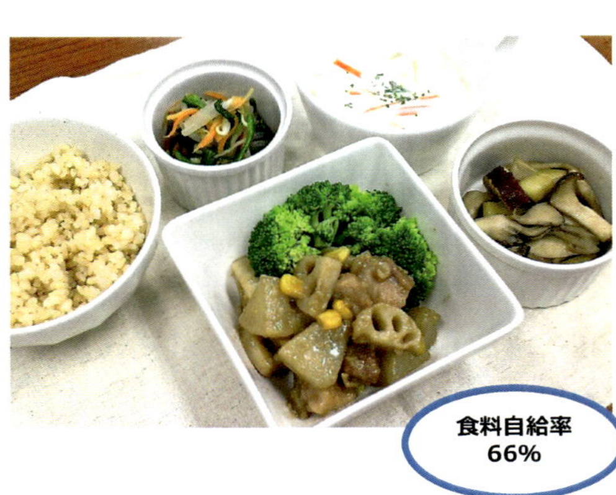

食料自給率
66%

鶏肉のうまみが根菜に浸み込んだ煮物と、食物繊維たっぷりのごぼうを使った体の温まるミルクスープの献立です。れんこんに含まれるビタミンCは熱に安定なので、加熱してもビタミンCをしっかりと摂ることができます。

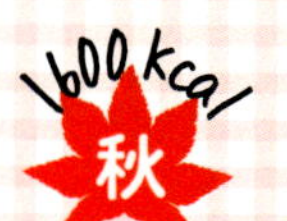

夕食 タラと野菜の揚げ煮献立

- ◆ごはん
- ◆タラと野菜の揚げ煮・・（P25）
- ◆きのこのおろし和え・・（P25）
- ◆なすのピリ辛煮・・（P26）
- ◆トマトの中華スープ・・（P26）
- ◆巨峰

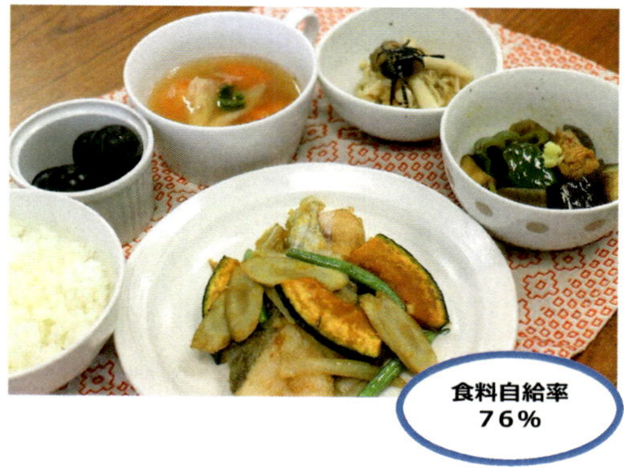

使用した東海3県の食材

マダラ	（三重）	たまねぎ	（愛知）
なす	（岐阜）	こんにゃく	（岐阜）
巨峰	（愛知）		

食料自給率 76%

タラと野菜の揚げ煮をメインに、さっぱりとしたきのこのおろし和えとなすのピリ辛煮をあわせた献立です。大根おろしには、消化酵素が含まれるため、食べ物の消化を助ける効果があります。

1食分の栄養価

エネルギー	636kcal	コレステロール	48mg
たんぱく質	24.5g	食物繊維	8.8g
脂質	14.9g	食塩相当量	3.2g
炭水化物	100g		

秋の1日1600Kcalメニューの栄養価

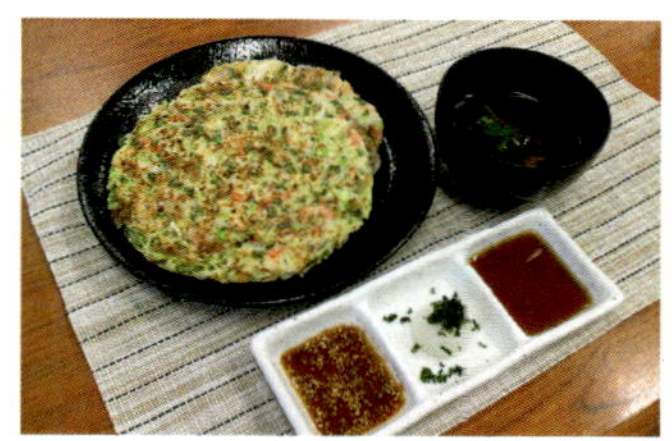

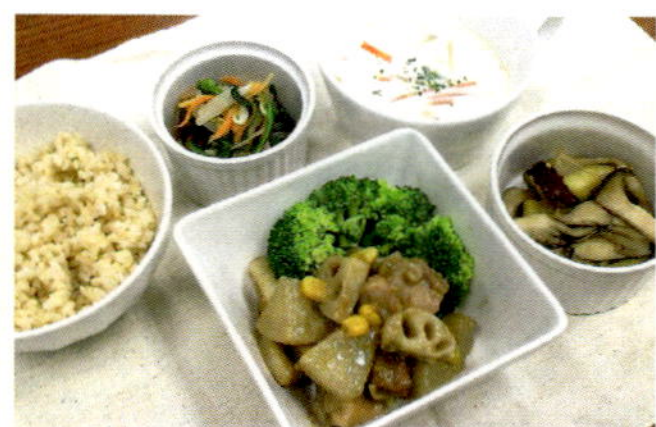

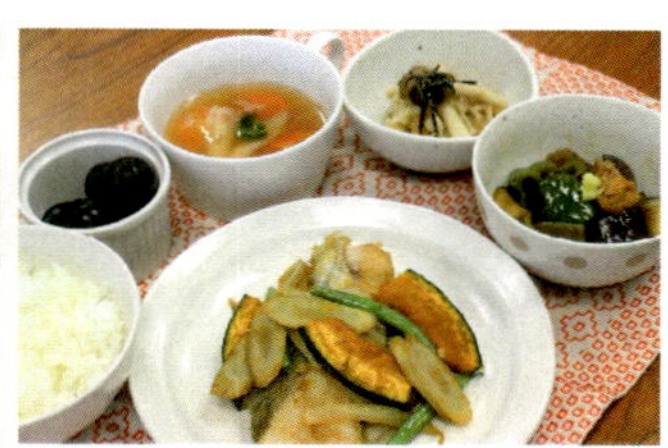

秋メニュー1日の栄養価

エネルギー	1620kcal	コレステロール	296mg
たんぱく質	67.3g	食物繊維	25.2g
脂質	40.3g	食塩相当量	8.6g
炭水化物	248.6g	P:F:C	16.6：22.4：61.0

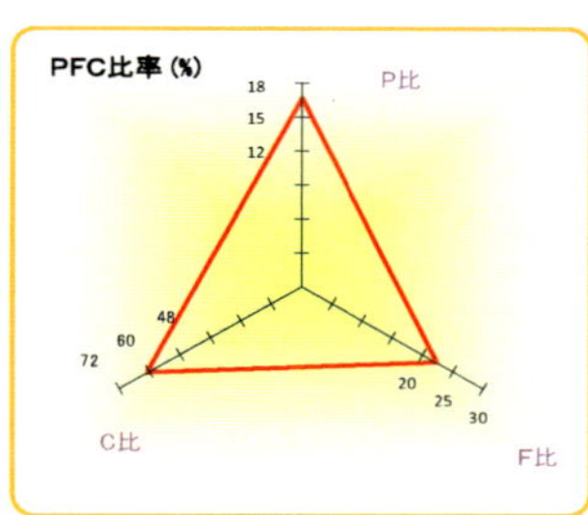

1600kcal 秋

朝食 米粉のキャベツ焼き献立

米粉のキャベツ焼き

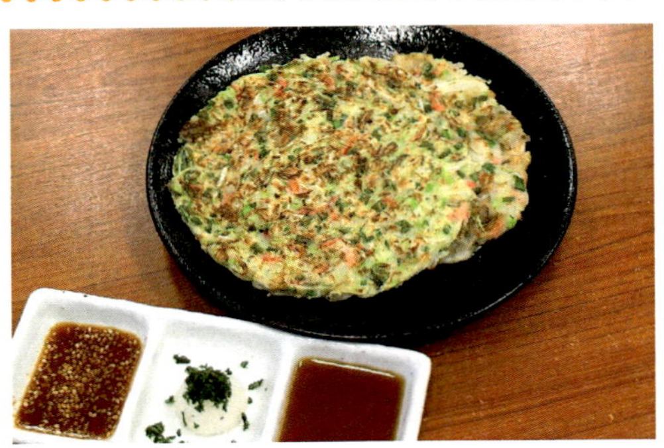

材料（1人分）

米粉…50g
卵…4/5個（40g）
水…大さじ2（30ml）
ながいも…20g
★葉ねぎ…6本（30g）
★キャベツ…大3枚（130g）
★まいたけ…1/2パック（40g）
さくらえび…3g
ごま油…小さじ1（4g）

〈おろしだれ〉
★大根…1cm（25g）
★大葉…2枚（1g）
しょうゆ…小さじ1/2（3g）
酢…大さじ1/2（7.5g）

〈甘辛だれ〉
しょうゆ…小さじ1（6g）
酢…大さじ1/2（7.5g）
豆板醤…少々（0.1g）
砂糖…小さじ1/2（1.5g）
ごま…小さじ1/3（1g）

作り方

1. キャベツは千切り、葉ねぎは小口切り、ながいもはすりおろす。まいたけは小さめにほぐしておく。
2. ボウルに卵、水、ながいも、米粉を入れて混ぜる。
3. 2にさくらえび、キャベツ、葉ねぎ、まいたけを加えて混ぜ合わせる。
4. フライパンにごま油の半量を入れて火にかけ、2の生地の半量を流し入れる。
5. 生地を薄く広げ、中火～強火で両面を焼く。（薄く広げて、両面をパリっと焼くようにする）

〈おろしだれ〉
1. 大根はすりおろし、大葉はみじん切りにする。
2. 酢としょうゆを混ぜ合わせる。

〈甘辛だれ〉
1. ごまは軽くすって香りをだし調味料と混ぜる。

栄養価（1人分）

エネルギー	372kcal	コレステロール	189mg
たんぱく質	15.2g	食物繊維	5.2g
脂質	10.0g	食塩相当量	1.6g
炭水化物	55.7g		

献立のポイント3　☆食物繊維の多い食材を使用☆

食物繊維はコレステロールの吸収を抑える効果や、血糖の急激な上昇を抑える効果があるため、メタボ予防に効果的です。この献立には食物繊維を1日に25g以上摂れるように食物繊維の多い、きのこや玄米などを取り入れています。

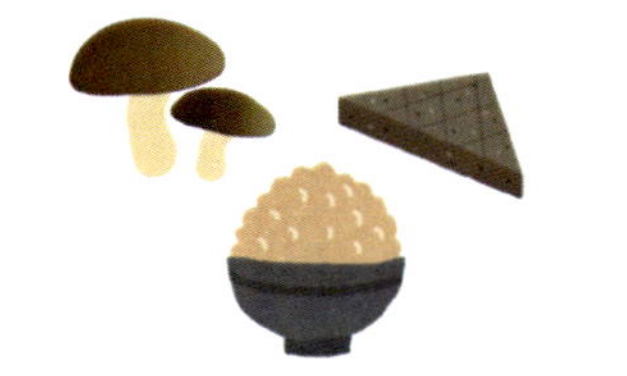

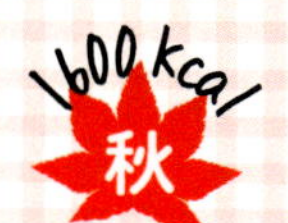

なめこのすまし汁

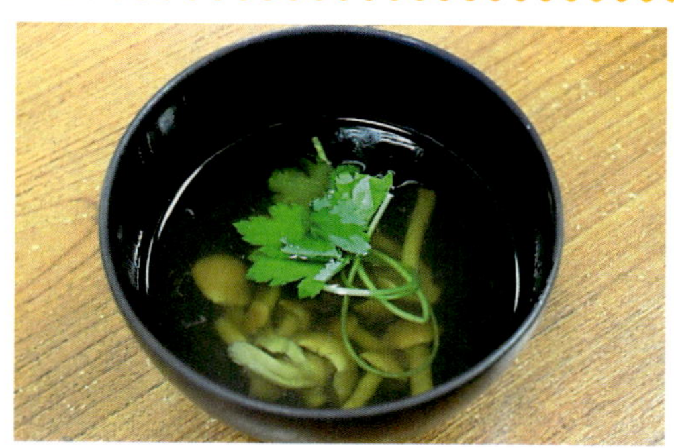

材料（1人分）

★なめこ…1/5袋（20g）
★みつば…1本（1g）
　だし汁…130ml
　うすくちしょうゆ…小さじ1/2（3g）
　食塩…0.2g

作り方

1. だし汁を火にかけ、煮立ったらなめこを加える。
2. 塩としょうゆで味を調え、みつばを入れる。

栄養価（１人分）

エネルギー	6kcal	コレステロール	0mg
たんぱく質	0.8g	食物繊維	0.5g
脂質	0.0g	食塩相当量	0.8g
炭水化物	1.3g		

献立のポイント４　☆コレステロールを控えた献立☆

食物繊維はコレステロールの吸収を抑える効果や、血糖の急激な上昇を抑える効果があるため、メタボ予防に効果的です。この献立には食物繊維を1日に25g以上摂れるように食物繊維の多い、きのこや玄米などを取り入れています。

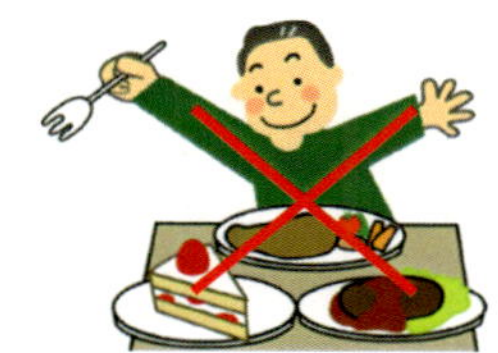

献立のポイント５　☆食塩を取りすぎない☆

食塩の多い食事は、食べ過ぎや高血圧の原因となります。そのため、本メニューブックの献立では食塩相当量を1日9g未満として作成しました。

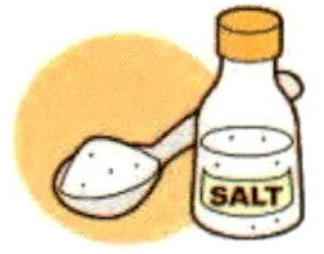

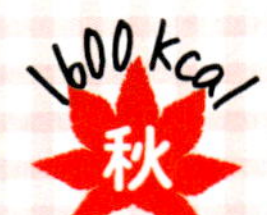

昼食 鶏肉と根菜の甘辛煮献立

鶏肉と根菜の甘辛煮

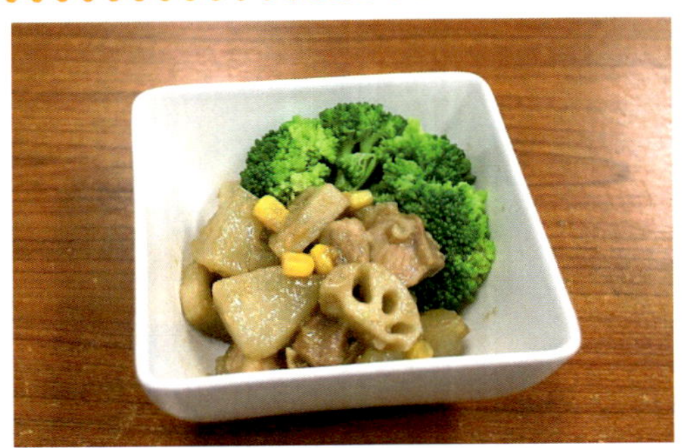

材料（1人分）
★鶏もも肉（皮なし）…60g
★れんこん…3cm（50g）
★大根…1.5cm（40g）
スイートコーン（ホール）…10g
米粉…適量（2.5g）
油…小さじ1と1/2（6g）
A
だし汁…小さじ2（10ml）
しょうゆ…小さじ1弱（5g）
砂糖…小さじ1/3（1g）
酒…小さじ1/2弱（2g）
みりん…小さじ1/3（2g）
〈付け合せ〉
★ブロッコリー…3房（30g）

作り方
1. 鶏もも肉は小さめの一口大に切り、米粉をまぶしておく。
2. れんこんと大根は2cm程度の厚さのいちょう切りにし、下茹でする。付け合せ用のブロッコリーは子房にして茹でる。
3. なべに油を入れ、1の鶏もも肉を加えて軽く炒める。次に2のれんこんと大根を加える。
4. 3にAを加え、ふたをして火が通るまで煮る。
5. 最後にコーンを加える。器に盛り付けブロッコリーを添える。

栄養価（1人分）

エネルギー	211kcal	コレステロール	46mg
たんぱく質	16.2g	食物繊維	3.2g
脂質	9.2g	食塩相当量	0.9g
炭水化物	15.2g		

野菜の酢醤油和え

材料（1人分）
もやし…1/5袋（40g）
★にんじん…1/20本（10g）
★ほうれん草…1/6束（30g）
酢…小さじ1/2（2.5g）
うすくちしょうゆ…小さじ1/2（3g）
砂糖…小さじ1/2（1.5g）

作り方
1. にんじんは千切りにし、ほうれん草は6cm程度に切る。
2. もやし、にんじん、ほうれん草は茹でて、よく水けを絞る。
3. 酢、うすくちしょうゆ、砂糖を合わせ、2と和える。

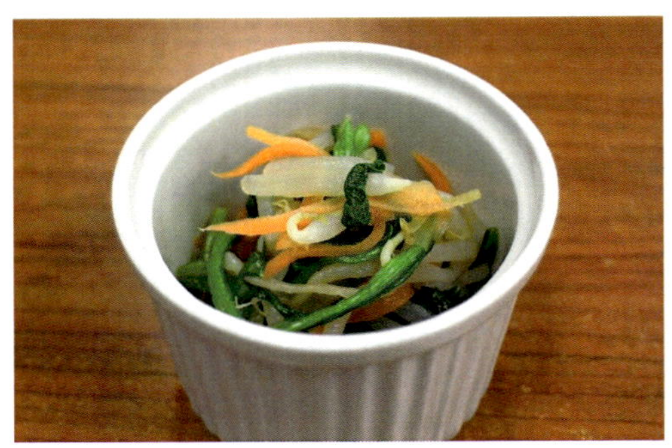

栄養価（1人分）

エネルギー	24kcal	コレステロール	0mg
たんぱく質	1.7g	食物繊維	1.7g
脂質	0.1g	食塩相当量	0.5g
炭水化物	4.7g		

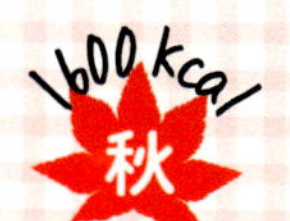

さつまいもときのこの炒め物

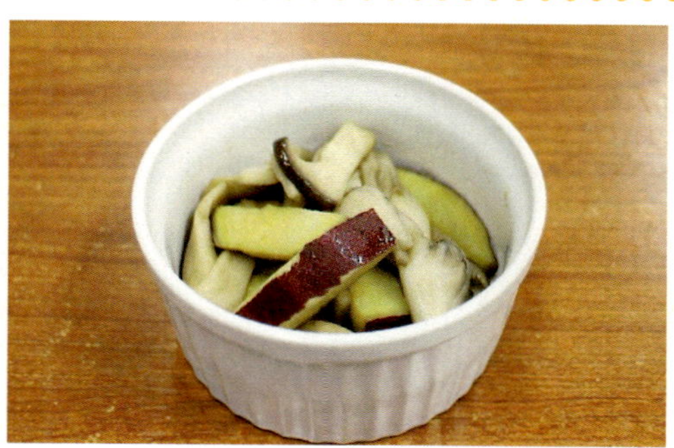

材料（1人分）
さつまいも…1.5cm（30g）
★まいたけ…1/5パック（20g）
エリンギ…1/5パック（20g）
しょうゆ…小さじ1/3（2g）
食塩…0.3g
こしょう…少々
バター…2g

栄養価（１人分）

エネルギー	64kcal	コレステロール	4mg
たんぱく質	2.0g	食物繊維	2.1g
脂質	1.9g	食塩相当量	0.6g
炭水化物	11.7g		

作り方
1. さつまいもは1cm程度の厚さの千切りにし、下茹でする。
2. まいたけは食べやすい大きさにほぐし、エリンギは薄切りにする。
3. フライパンにバターを入れ、2のまいたけとエリンギを炒める。
4. 1のさつまいもを加えて、塩・こしょうをする。しょうゆも加えて味を調える。

ごぼうミルクスープ

材料（1人分）
ごぼう…12cm（25g）
★にんじん…1/10本（15g）
コンソメ…2g
水…60ml
牛乳…70ml
塩…0.1g
こしょう…少々
パセリ…適量

〈水溶き片栗粉〉
片栗粉…小さじ1/3（1g）
水…小さじ1（5g）

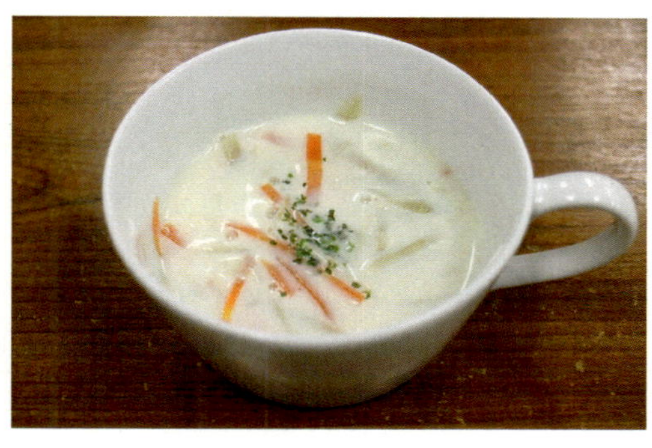

作り方
1. ごぼうはささがきにし、にんじんは細切りにする。
2. なべに水とコンソメ、ごぼう、にんじんを加えて煮る。
3. 野菜に火が通ったら、牛乳を加える。温まったら、塩・こしょうを加えて味を調える。
4. 最後に水溶き片栗粉でとろみをつける。
5. 器に盛り、パセリをふる。

栄養価（１人分）

エネルギー	77kcal	コレステロール	8mg
たんぱく質	3.0g	食物繊維	1.8g
脂質	2.8g	食塩相当量	1.0g
炭水化物	10.2g		

1600kcal 秋

夕食 タラと野菜の揚げ煮献立

タラと野菜の揚げ煮

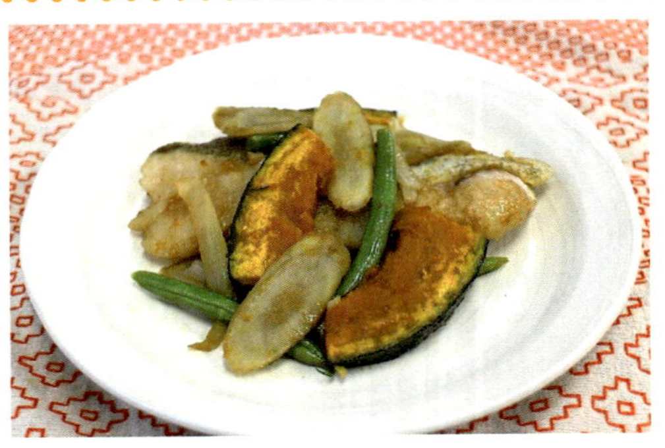

材料（1人分）

★マダラ（切り身）…1切れ（80g）
塩…0.3g
こしょう…少々
米粉…大さじ1弱（8g）
かぼちゃ…30g
ごぼう…10cm（20g）
★たまねぎ…1/8個（20g）
さやいんげん…2本（10g）
にんにく（みじん切り）…1/6片分（1g）
油（炒め用）…小さじ1弱（3g）
揚げ油…適量
A みりん…小さじ1（6g）
A しょうゆ…小さじ1/2（3g）
A 砂糖…小さじ1/2（1.5）
A 酢…小さじ1/2弱（2g）

作り方

1. ごぼうは斜め薄切りにし、下茹でする。さやいんげんも斜め半分に切り下茹でする。かぼちゃとたまねぎは薄切りにする。タラは塩とこしょうで下味をつけ、米粉をまぶしておく。
2. かぼちゃとタラをそれぞれ油で揚げる。
3. フライパンに油とにんにくを入れ、香りが出るまで炒める。たまねぎとごぼうを順に加えて炒めて、しんなりしたらさやいんげんとかぼちゃをいれてAの調味料を加える。
4. 揚げたタラを加えて軽く和える。

栄養価（1人分）

エネルギー	67kcal	コレステロール	3mg
たんぱく質	3.0g	食物繊維	1.9g
脂質	3.1g	食塩相当量	0.6g
炭水化物	7.5g		

きのこのおろし和え

材料（1人分）

★しめじ…1/5パック（20g）
★えのきたけ…1/5袋（20g）
★大根…3cm（60g）
しょうゆ…小さじ2/3（4g）
酢…小さじ1/2強（3g）
だし汁…小さじ2（10g）
刻みのり…少々（0.1g）

作り方

1. きのこは石付きをとり、軽くほぐして茹でる。
2. 大根はすりおろして、水気を絞る。
3. しょうゆ、酢、だし汁を合わせたものに、2の大根おろし、水気を絞ったきのこを加えて和える。
4. 器に盛り付けたら、刻みのりをのせる。

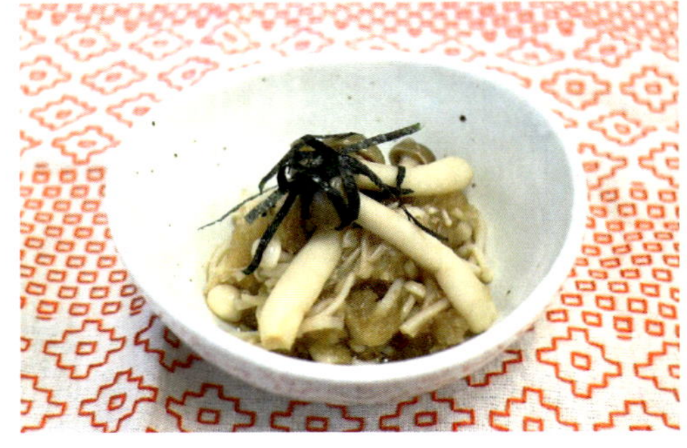

栄養価（1人分）

エネルギー	23kcal	コレステロール	0mg
たんぱく質	1.7g	食物繊維	2.3g
脂質	0.2g	食塩相当量	0.6g
炭水化物	5.5g		

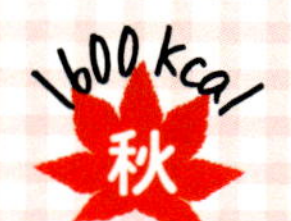

なすのピリ辛煮

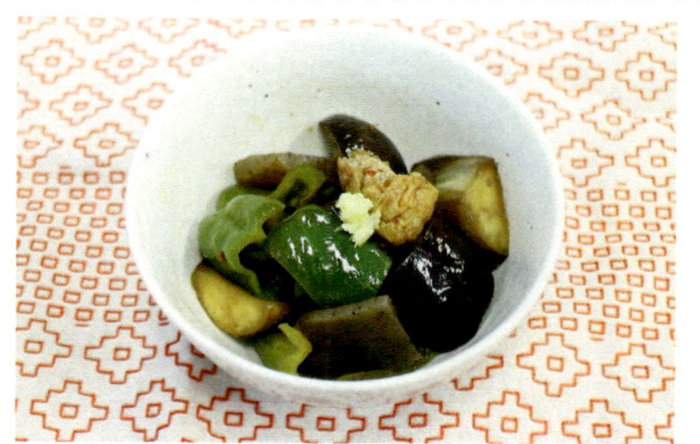

材料（1人分）
★なす…中1/3本（40g）
★ピーマン…1個（30g）
★こんにゃく…30g
油揚げ…1/6枚（5g）
ごま油…小さじ1弱（3g）
A ┌砂糖…小さじ2/3（2g）
　│酒…小さじ1/2強（3g）
　└しょうゆ…小さじ2/3（4g）
酢…小さじ1/2（2.5g）
豆板醤…少々（0.5g）
しょうが（すりおろし）…少々（1g）

作り方
1. なすとピーマンは乱切り、こんにゃくと油揚げは食べやすい大きさに切る。
2. 鍋にごま油をいれ、なすとこんにゃく、ピーマン、油揚げを順に炒め、Aの調味料を加えてふたをして煮る。
3. 最後に酢と豆板醤を加える。
4. 器に盛り、しょうがを添える。

栄養価（１人分）

エネルギー	79kcal	コレステロール	0mg
たんぱく質	2.0g	食物繊維	2.3g
脂質	4.8g	食塩相当量	0.7g
炭水化物	7.1g		

トマトの中華スープ

材料（1人分）
★トマト…1/2個（50g）
★根深ねぎ…5cm（5g）
顆粒中華だし…2g
水…140ml
塩…0.1g
こしょう…少々
パセリ…適量

作り方
1. トマトは一口大に切り、ねぎは斜め薄切りにする。
2. 鍋に水と顆粒中華だしを加えて火にかける。沸騰したら、トマトとねぎを加える。
3. 火が通ったら、塩・こしょうで味を調える。
4. 器に盛り付け、パセリを飾る。

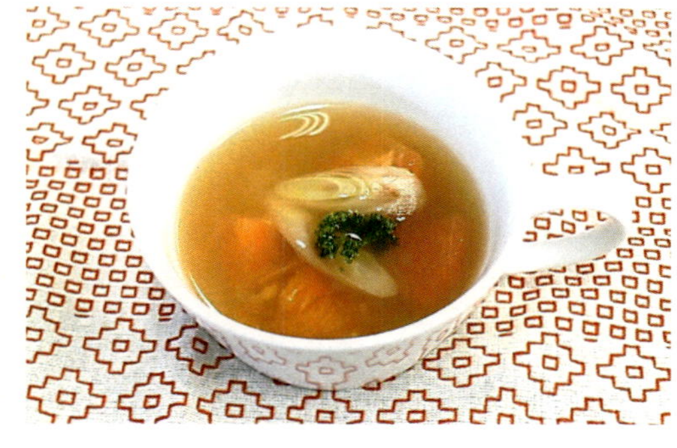

栄養価（１人分）

エネルギー	15kcal	コレステロール	1mg
たんぱく質	0.9g	食物繊維	0.6g
脂質	0.1g	食塩相当量	0.9g
炭水化物	3.3g		

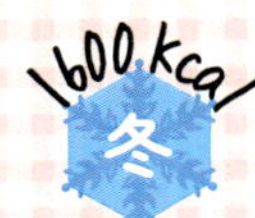

冬の1日1600Kcalメニュー

朝食 かぶの肉みそがけ献立

◆ごはん
◆かぶの肉みそがけ・・（P29）
◆キャベツの中華サラダ・・（P29）
◆さっぱり卵スープ・・（P30）

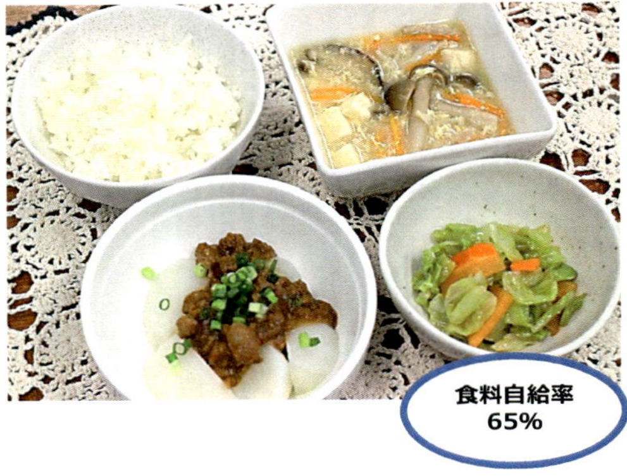

食料自給率
65%

使用した東海3県の食材			
かぶ	（岐阜）	豚肉	（愛知）
キャベツ	（愛知）	にんじん	（愛知）
きのこ	（岐阜）		

1食分の栄養価

エネルギー	417kcal	コレステロール	86mg
たんぱく質	16.6g	食物繊維	5.2g
脂質	10.6g	食塩相当量	2.7g
炭水化物	63.5g		

少しピリ辛いかぶの肉みそがけと、お酢を入れてさっぱりと仕上げた卵スープの献立です。料理に辛味や酸味を取り入れることで塩分を控えることができます。

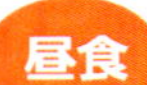

昼食 ゆで豚と野菜のごまだれがけ献立

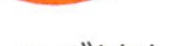

◆ごはん
◆ゆで豚と野菜のごまだれがけ・・（P31）
◆ごぼうのガーリック炒め・・（P31）
◆かぼちゃサラダ・・（P32）
◆みかん

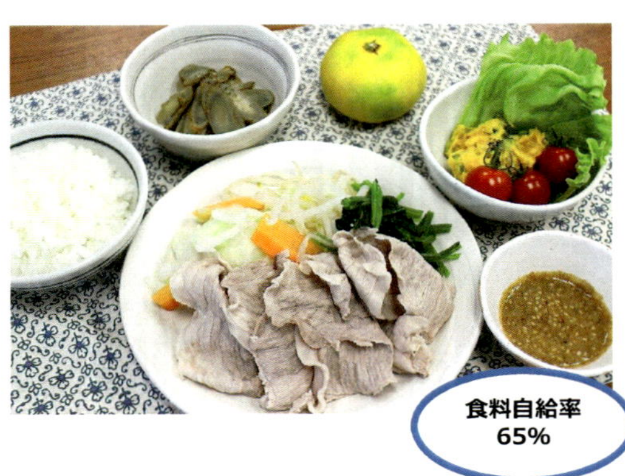

食料自給率
65%

使用した東海3県の食材			
豚肉	（愛知）	キャベツ	（愛知）
ほうれん草	（岐阜）	ミニトマト	（愛知）
みかん	（愛知）		

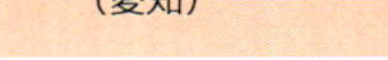

1食分の栄養価

エネルギー	630kcal	コレステロール	62mg
たんぱく質	27.7g	食物繊維	10.1g
脂質	14.9g	食塩相当量	1.3g
炭水化物	96.5g		

さっぱりとしたごまだれで食べるゆで豚は、ゆでることで豚肉の脂が抜けるのでヘルシーです。野菜も加熱することでかさが減るため、生のままよりも多く食べることができます。

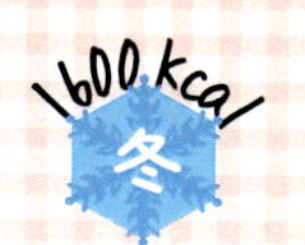

夕食 白玉団子の牡蠣鍋献立

◆白玉団子の牡蠣鍋・・（P33）
◆たたきごぼう・・（P34）

使用した東海3県の食材

牡蠣	（三重）	白菜	（愛知）
にんじん	（愛知）	水菜	（岐阜）
きのこ	（岐阜）		

1食分の栄養価

エネルギー	593kcal	コレステロール	24mg
たんぱく質	25.5g	食物繊維	12.4g
脂質	14.3g	食塩相当量	3.9g
炭水化物	90.1g		

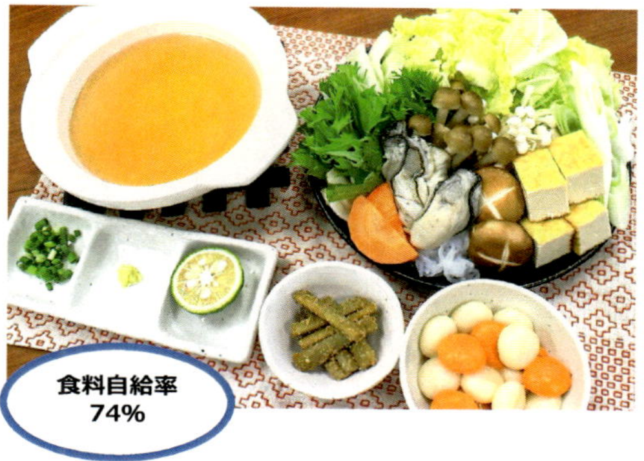

すりおろしたにんじんを加えた、紅白の白玉が色鮮やかな牡蠣鍋の献立です。野菜やきのこがたくさん入ったお鍋は、ボリュームがあって食物繊維もたっぷりなので冬におすすめのメニューです。

冬の１日1600Kcalメニューの栄養価

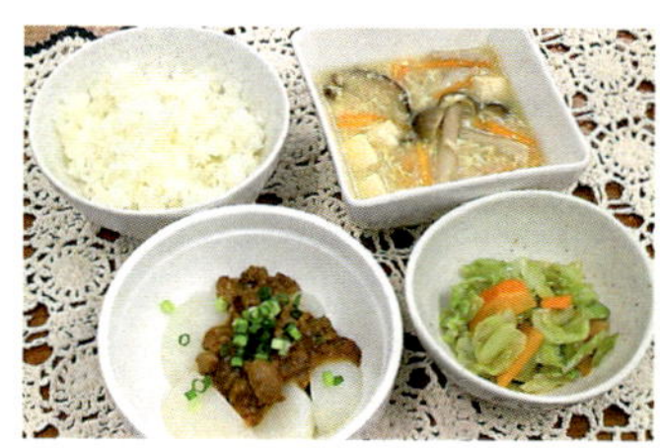
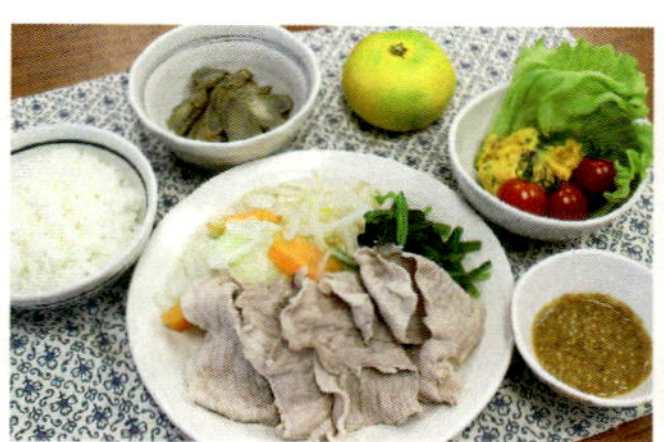
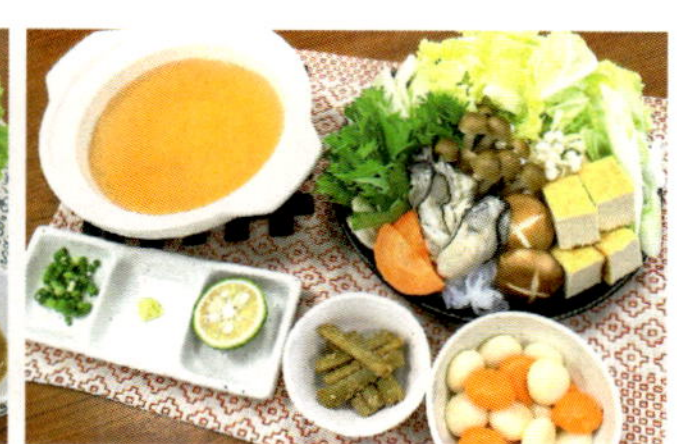

冬メニュー１日の栄養価

エネルギー	1639kcal	コレステロール	172mg
たんぱく質	69.9g	食物繊維	27.6g
脂質	39.7g	食塩相当量	8.0g
炭水化物	250.0g	P:F:C	17.0：21.8：61.1

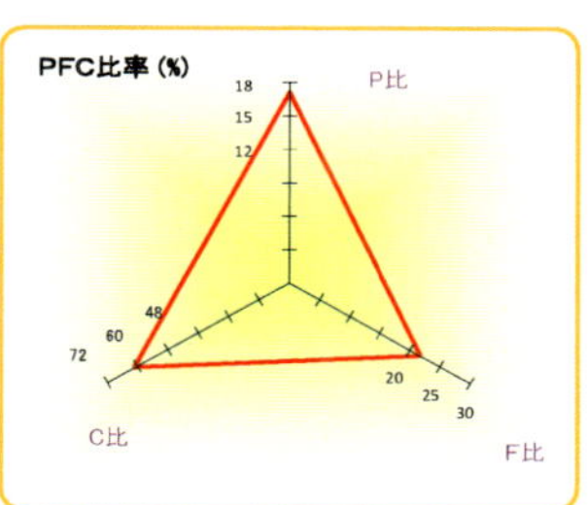

1600kcal 冬

朝食 かぶの肉みそがけ献立

かぶの肉みそがけ

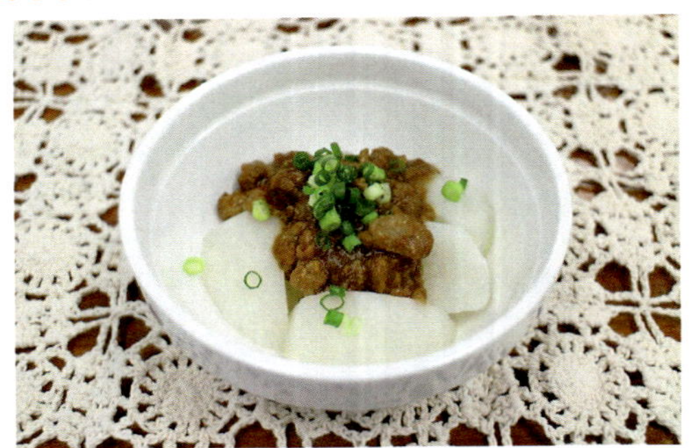

材料（1人分）
★小かぶ…1個半（70g）

〈肉みそ〉
★豚ひき肉…30g
塩…0.2g
こしょう…少々
にんにく（みじん切り）…1/6片（1g）
しょうが（みじん切り）…1/6片（1g）
ごま油…小さじ1/4強（1.2g）
A［砂糖…小さじ2/3（2g）
　赤みそ…小さじ2/3強（4.5g）
　水…大さじ1（15ml）
しょうゆ…小さじ1/3（2g）
豆板醤…適量（0.4g）
葉ねぎ…少々（2g）

〈水溶き片栗粉〉
片栗粉…小さじ1/3（1g）
水…小さじ1（5ml）

作り方
1. かぶは皮をむいて六つ切りにして茹でる。Aの調味料はよく混ぜ合わせておく。
2. フライパンにごま油を入れ、にんにくとしょうがを炒める。
3. 豚ひき肉を加え、塩とこしょうをふる。ひき肉に火が通ったらAの合わせ調味料を加える。
4. しょうゆ、豆板醤を加え、水溶き片栗粉でとろみをつける。
5. 茹でたかぶを器に盛り、肉みそをかけて、ねぎをのせる。

栄養価（1人分）

エネルギー	116kcal	コレステロール	23mg
たんぱく質	6.9g	食物繊維	1.3g
脂質	6.2g	食塩相当量	1.2g
炭水化物	7.8g		

キャベツの中華サラダ

材料（1人分）
★キャベツ…中2枚（60g）
★にんじん…1/40本（5g）
A［酢…小さじ1と1/2（7g）
　しょうゆ…小さじ2/3（4g）
　砂糖…小さじ1/3（1g）
　ごま油…小さじ1/4（1g）

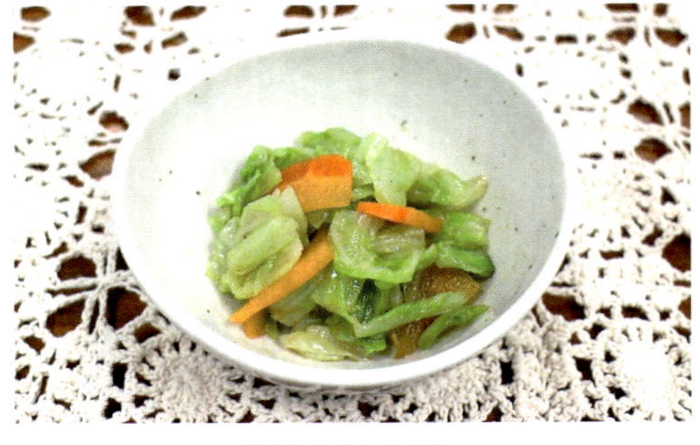

作り方
1. キャベツは小さめのざく切り、にんじんは拍子切りにして茹でる。
2. 1の水けをよく絞り、混ぜ合わせておいたAと和える。

栄養価（1人分）

エネルギー	32kcal	コレステロール	0mg
たんぱく質	1.1g	食物繊維	1.2g
脂質	1.0g	食塩相当量	0.6g
炭水化物	5.1g		

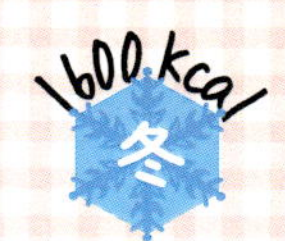

さっぱり卵スープ

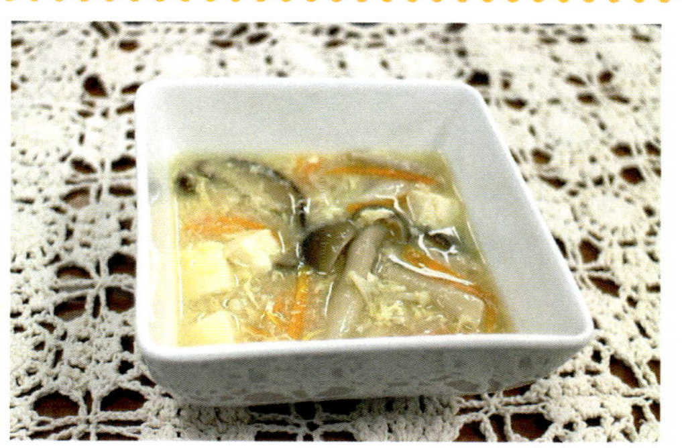

材料（1人分）

干ししいたけ…1/4個（1g）
★にんじん…1/20本（10g）
★えのきたけ…1/5袋（20g）
★しめじ…1/5パック（20g）
木綿豆腐…1/10丁（30g）
卵…1/4個（15g）
顆粒中華だし…2g
水…140ml
塩…0.1
酢…小さじ2/3（3.5g）

〈水溶き片栗粉〉
片栗粉…小さじ1/3（1g）
水…小さじ１（5g）

作り方

1. 干ししいたけは水で戻す。にんじんは千切り、えのきたけは根元をとり半分の長さに切る、しめじはほぐしておく。豆腐は1.5cm角程度に切る。
2. 鍋に水と顆粒中華だしを入れ、火にかける。干ししいたけとにんじんを加え、煮たったらえのきたけ、しめじ、豆腐を加える。
3. 野菜に火が通ったら、塩で味を調え、水溶き片栗粉でとろみをつける。
4. 溶き卵を流し入れて軽くかき混ぜ、最後に酢を加える。

栄養価（１人分）

エネルギー	66kcal	コレステロール	63mg
たんぱく質	5.6g	食物繊維	2.3g
脂質	3.0g	食塩相当量	1.0g
炭水化物	6.1g		

メタボ予防のために

メタボリックシンドロームは、内臓脂肪型の肥満です。内臓脂肪は、生活習慣病の原因となりますが、皮下脂肪に比べて食事や運動の影響を受けやすく、生活習慣を改善することで比較的簡単に落とすことができます。メタボ予防のために毎日の食事を見直してみましょう。

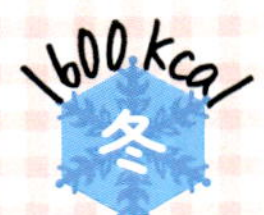

昼食 ゆで豚と野菜のごまだれがけ献立

ゆで豚と野菜のごまだれがけ

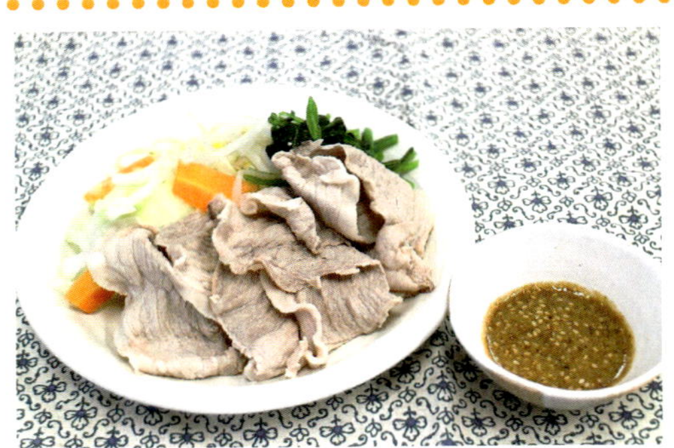

材料（1人分）
★豚もも肉（薄切り）…80g
★キャベツ…中2枚（70g）
★にんじん…1/20本（10g）
★ほうれん草…1/6束（30g）
もやし…1/4袋（50g）

〈ごまだれ〉
酢…大さじ1/2強（8g）
砂糖…小さじ1（3g）
みりん…小さじ1/2（3g）
しょうゆ…小さじ2/3（4g）
すりごま…大さじ1/2強（5g）

作り方
1. キャベツはざく切り、にんじんは拍子切り、ほうれん草は6cm程度の長さに切っておく。ごまだれの材料は混ぜ合わせておく。
2. キャベツ、にんじん、ほうれん草、もやしを茹で、ざるにあげて水けをきる。
3. 豚もも肉を茹でる。
4. 器に2と3を盛り付け、ごまだれをかける。

栄養価（１人分）

エネルギー	214kcal	コレステロール	53mg
たんぱく質	21.5g	食物繊維	4.1g
脂質	7.8g	食塩相当量	0.7g
炭水化物	14.9g		

ごぼうのガーリック炒め

材料（1人分）
ごぼう…25cm（50g）
にんにく（みじん切り）…1/6片（1g）
こしょう…少々
塩…0.4g
オリーブオイル…小さじ1/2（2g）
パセリ…少々

作り方
1. ごぼうは斜め薄切りにして、水につけてあくを抜く。
2. フライパンにオリーブオイルとにんにくを入れ、香りが出るまで炒める。
3. 2に水けをよく切ったごぼうを加え、焼き色がつくまで炒める。ごぼうに火が通って焼き色がついたら、塩とこしょうで味を調える。
4. 器に盛り付け、パセリを飾る。

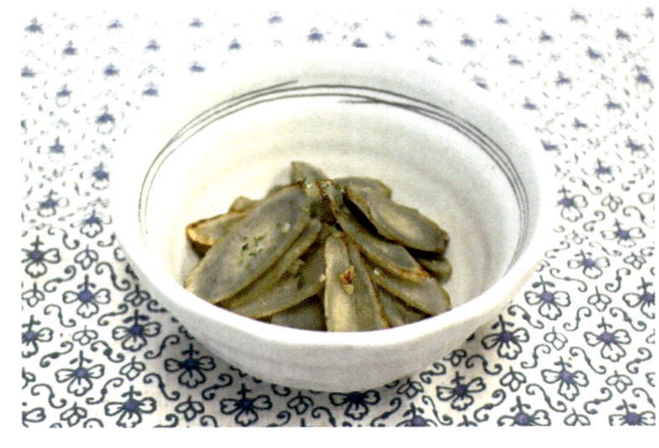

栄養価（１人分）

エネルギー	52kcal	コレステロール	0mg
たんぱく質	1.0g	食物繊維	2.9g
脂質	2.1g	食塩相当量	0.4g
炭水化物	8.0g		

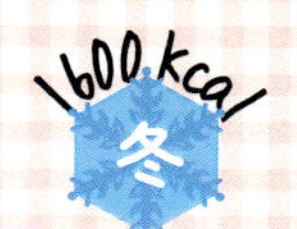

かぼちゃサラダ

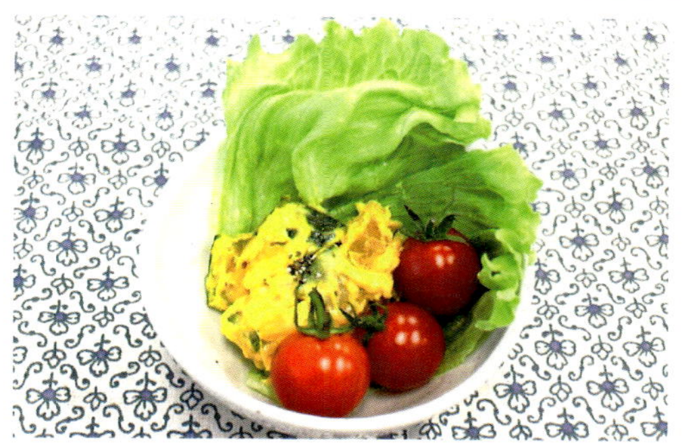

材料（1人分）

かぼちゃ…45g
マヨネーズ…大さじ1/2（6g）
塩…0.1g
こしょう…少々
レタス…中1/2枚（8g）
ミニトマト…3個（30g）

栄養価（１人分）

エネルギー	82kcal	コレステロール	9mg
たんぱく質	1.1g	食物繊維	1.7g
脂質	4.5g	食塩相当量	0.2g
炭水化物	9.6g		

作り方

1. かぼちゃを3cm角程度に切り、耐熱容器に入れてラップをして柔らかくなるまで電子レンジで加熱する。
（4人分なら600wで3分程度）
2. かぼちゃの粗熱がとれたら、マヨネーズ、塩、こしょうを加えて軽く混ぜ合わせる。
3. 器にレタス、ミニトマトと一緒に盛り付ける。

メタボ予防　食事のポイント１　☆主食・主菜・副菜を揃える☆

炭水化物を含むごはんやパンなどの主食、たんぱく質を含む肉・魚・大豆製品などを使用した主菜、ビタミン・ミネラルを含む野菜を使用した副菜が食卓にそろうようにしましょう。主食・主菜・副菜を意識することで栄養バランスの良い食事になります。

メタボ予防　食事のポイント２　☆１食に偏った食事をしない☆

朝食を抜いたり夕食を多く食べるといった1食に偏った食事は肥満の原因となります。朝食を抜くと代謝が上がりにくくなり、夕食に脂質や糖質の多い食事をたくさん食べると脂肪がつきやすくなります。できるだけ3食の配分を均等にすることで肥満を防ぎます。
また、3食しっかりと食べることは、間食を防ぐ効果もあります。

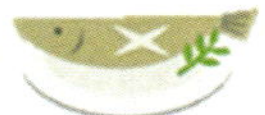
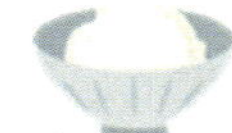
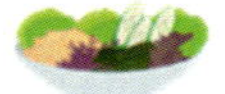

1600kcal 冬

夕食 白玉団子の牡蠣鍋献立

白玉団子の牡蠣鍋

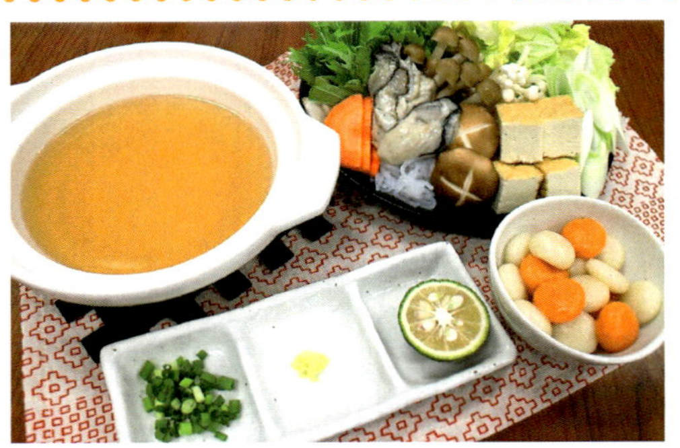

材料（1人分）

★牡蠣…45g（3個）
★白菜…小1/8カット（150g）
★にんじん…1/10本（20g）
★根深ねぎ…1/3本（30g）
ごぼう…7cm（15g）
水菜…1茎（25g）
生しいたけ…小2個（20g）
★えのきたけ…1/4袋（25g）
★しめじ…1/4袋（25g）
しらたき…1/3袋（60g）
厚揚げ…1/2枚（100g）

〈白玉団子・にんじん〉
(A) 白玉粉…35g
にんじん…1/10（20g）
塩…0.1g
水…大さじ1（15ml）

〈白玉団子・白〉
(B) 白玉粉…35g
塩…0.1g
水…大さじ3（45ml）

〈だし汁〉
だし汁…400ml
うすくちしょうゆ…大さじ1と1/2（9g）
塩…0.7g
みりん…大さじ1（6g）
酒…大さじ3（15g）

〈薬味〉
葉ねぎ…適量（2g）
しょうが（すりおろし）…適量（1g）
すだち…1/2個

作り方

1. 白菜はざく切り、にんじんは薄い半月切り、根深ねぎとごぼうは斜め薄切り、水菜は6cm程度の長さ、厚揚げは食べやすい大きさに切る。えのきたけ、しめじは石付きをとりほぐしておく。しらたきは食べやすい長さに切っておく。牡蠣は流水でふり洗い水気をきる。
2. ボウルにAの白玉粉と塩、にんじんのすりおろし、水を入れてこねる。（耳たぶくらいのやわらかさになるように水を調節する）別のボウルにBの白玉粉と塩、水を入れて同様にこねる。出来上がった生地を一口大に丸めて手のひらで軽く押してつぶしておく。
3. 鍋にだし汁と調味料を入れてひと煮立ちさせる。
4. 3の鍋ににんじん、ごぼうを入れる。軽く火が通ったら、水菜以外の野菜、牡蠣を入れて煮込む。
5. 4の鍋に2の白玉団子を入れる。
6. 最後に水菜を加える。
7. 小口切りにした葉ねぎ、しょうが、すだちを添える。

栄養価（1人分）

エネルギー	557kcal	コレステロール	24mg
たんぱく質	24.4g	食物繊維	10.7g
脂質	13.2g	食塩相当量	3.5g
炭水化物	84.6g		

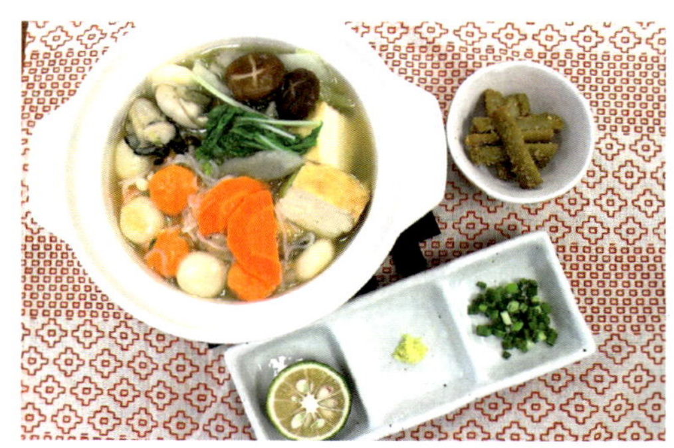

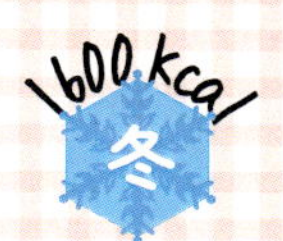

たたきごぼう

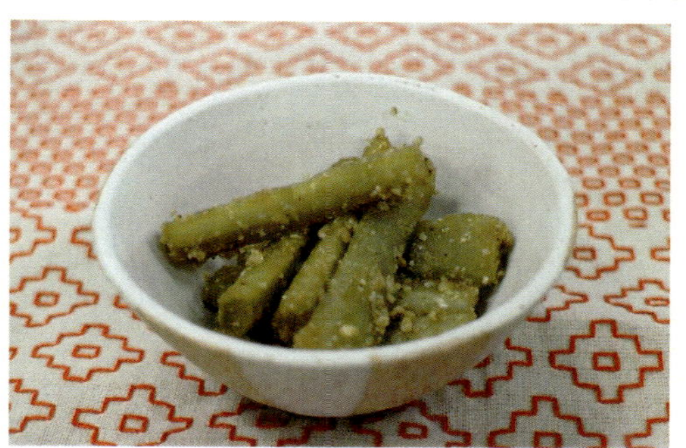

材料（1人分）
ごぼう…15cm（25g）
すりごま…小さじ2/3（2g）
酢…小さじ1/3強（2g）
しょうゆ…小さじ1/2（3g）
みりん…小さじ1/3（2g）

作り方
1. ごぼうは5cm程度の長さに切り、縦に四つ割りに切る。
2. ごぼうをビニール袋に入れて麺棒でたたいてから茹でる。
3. 調味料とすりごまを合わせて、よく水けを切ったごぼうと和える。

栄養価（１人分）

エネルギー	36kcal	コレステロール	0mg
たんぱく質	1.1g	食物繊維	1.7g
脂質	1.1g	食塩相当量	0.4g
炭水化物	5.4g		

メタボ予防　食物繊維をとる１　☆野菜をしっかり食べる☆

野菜は健康のために1日350g以上摂ることが必要とされています。野菜にはビタミン・ミネラル・食物繊維などが多く含まれているので、様々な種類の野菜を組み合わせて食べましょう。野菜は、加熱調理することで量が減り、生で食べるよりたくさん食べることができます。

メタボ予防　食物繊維をとる２　☆食事にこんにゃく・きのこ・海藻を取り入れる☆

こんにゃく・きのこ・海藻は、低エネルギーで食物繊維も多く含みます。料理に使用すると量が増え満腹感も得られるので、肥満の予防にもつながります。

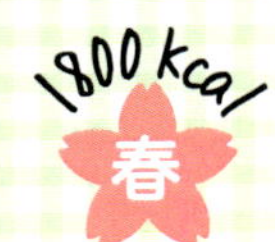

春の1日1800Kcalメニュー

朝食 サワラのオリーブオイル焼き献立

◆ごはん
◆サワラのオリーブオイル焼き・・（P37）
◆キャベツのヨーグルトサラダ・・（P37）
◆野菜スープ・・（P38）

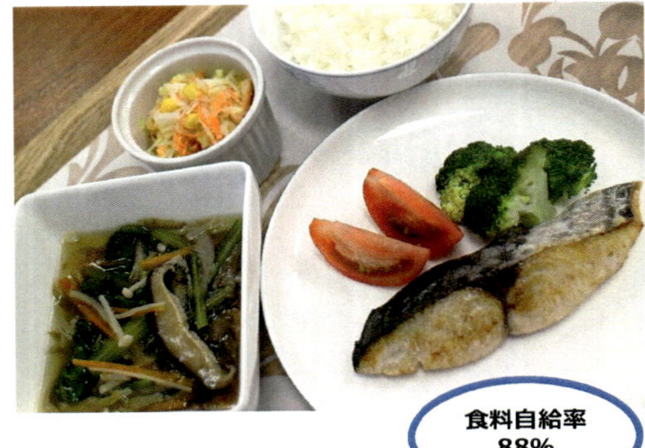

使用した東海3県の食材

サワラ	（三重）	キャベツ	（愛知）
にんじん	（愛知）	きのこ	（岐阜）
小松菜	（愛知）		

食料自給率
88%

1食分の栄養価

エネルギー	487kcal	コレステロール	49mg
たんぱく質	24.1g	食物繊維	7.2g
脂質	13.1g	食塩相当量	2.6g
炭水化物	67.7g		

あっさりとしたサワラのオリーブオイル焼きに、マヨネーズの代わりにヨーグルトを使った酸味のあるサラダを合わせた献立です。マヨネーズを使わないので、コレステロールを抑えることができます。

昼食 たけのこの肉巻き献立

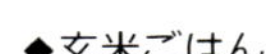

◆玄米ごはん
◆たけのこの肉巻き・・（P39）
◆こんにゃくの炒め煮～梅風味～・・（P40）
◆小松菜のお浸し・・（P40）
◆いちご

使用した東海3県の食材

たけのこ	（三重）	豚肉	（愛知）
こんにゃく	（岐阜）	小松菜	（愛知）
いちご	（愛知）		

食料自給率
65%

たけのこの肉巻きがメインのボリューム満点の献立です。たけのこに歯ごたえがあるのでお肉の量が少なくても満足感が得られます。

1食分の栄養価

エネルギー	599kcal	コレステロール	40mg
たんぱく質	26.3g	食物繊維	11.6g
脂質	16.1g	食塩相当量	2.8g
炭水化物	88.9g		

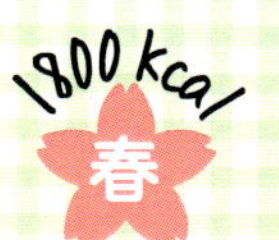

夕食　春キャベツのメンチカツ献立

◆ごはん
◆春キャベツのメンチカツ・・（P41）
◆大根サラダ・・（P42）
◆ひじきの白和え・・（P42）
◆新たまねぎのみそ汁・・（P43）
◆メロンヨーグルト・・（P43）

使用した東海3県の食材

キャベツ	（愛知）	豚肉	（愛知）
大根	（愛知）	ひじき	（三重）
メロン	（愛知）		

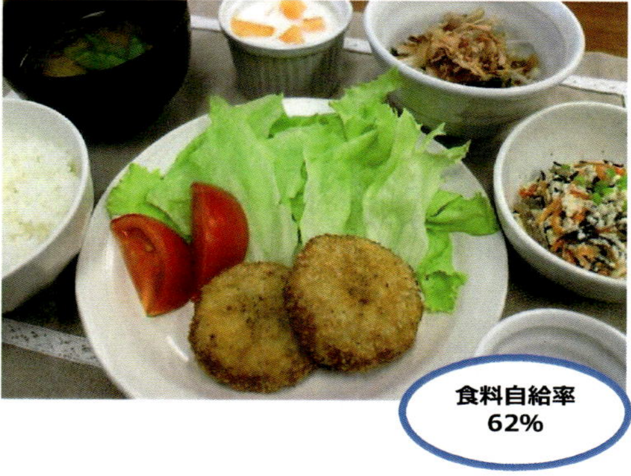

食料自給率
62%

1食分の栄養価

エネルギー	659kcal	コレステロール	85mg
たんぱく質	25.5g	食物繊維	6.6g
脂質	18.1g	食塩相当量	3.4g
炭水化物	96.5g		

春キャベツを入れたメンチカツと、新たまねぎを使ったみそ汁の春を感じる献立です。たまねぎに含まれる硫化アリルには血栓防止作用があります。

春の1日1800Kcalメニューの栄養価

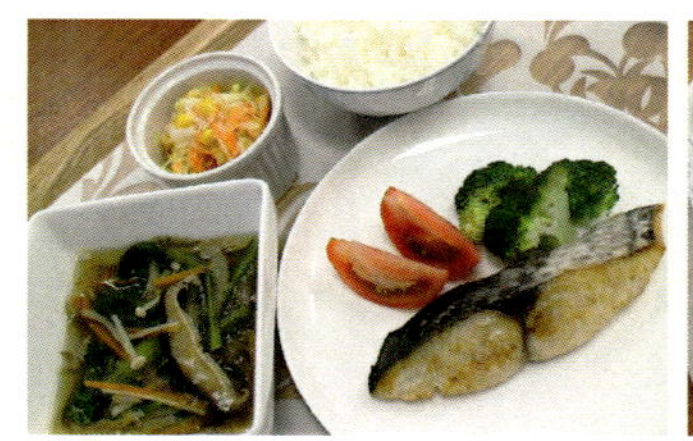
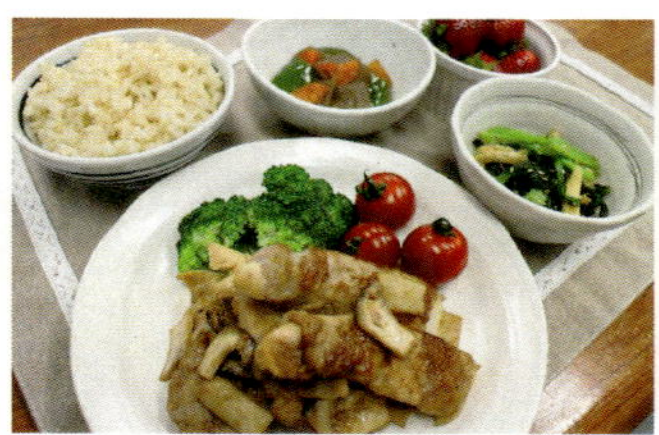
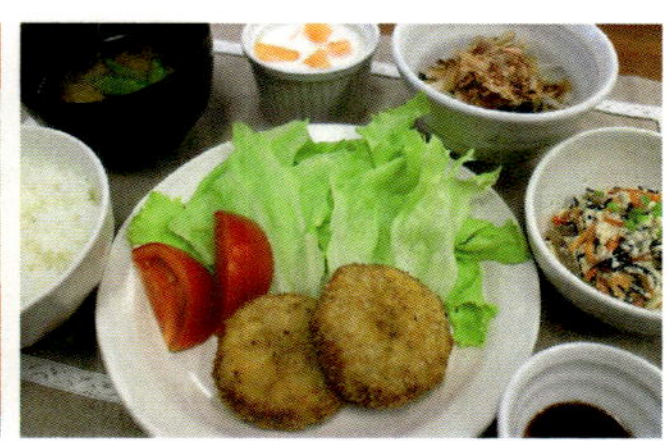

春メニュー1日の栄養価

エネルギー	1745kcal	コレステロール	174mg
たんぱく質	75.9g	食物繊維	25.4g
脂質	47.4g	食塩相当量	8.8g
炭水化物	253.2g	P:F:C	17.4：24.4：58.2

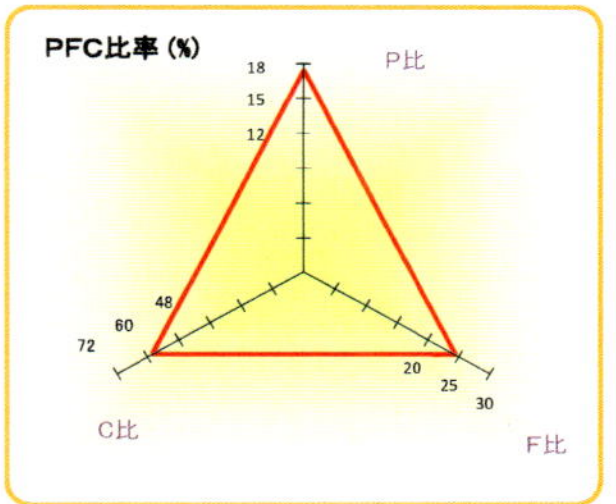

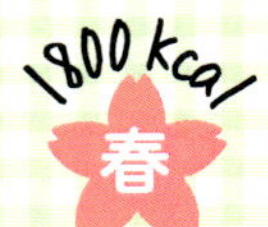

朝食 サワラのオリーブ焼き献立

サワラのオリーブオイル焼き

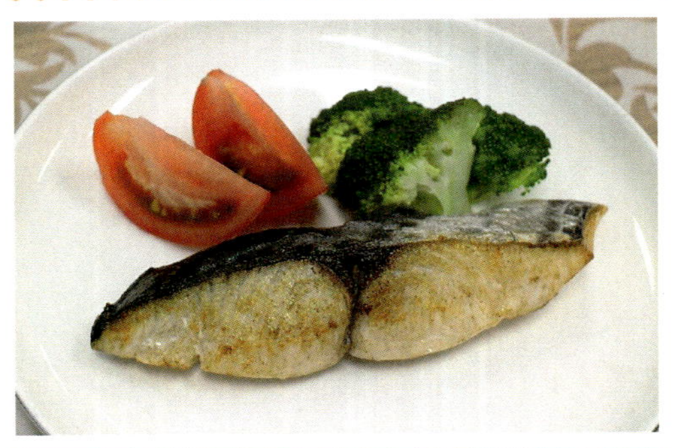

材料（1人分）
★サワラ（切り身）…1切れ（80g）
　塩…0.5g
　こしょう…少々
　オリーブオイル…小さじ1（4g）
　レモン汁…2g（好みで）

〈付け合せ〉
★トマト…1/4個（30g）
★ブロッコリー…1/6株（30g）

作り方

1. サワラに塩こしょうをふる。ブロッコリーは小房に分け柔らかくなるまで（600Wのレンジで1分程度）加熱する。トマトはくし型に切る。
2. フライパンにオリーブオイルを熱し、中火でサワラを焼く。焼き色がついたら裏返し、火が通るまで焼く。
3. サワラに火が通ったら、好みでレモン汁を振り、ブロッコリー、トマトと一緒の器に盛りつける。

栄養価（1人分）

エネルギー	195kcal	コレステロール	48mg
たんぱく質	17.6g	食物繊維	1.6g
脂質	11.9g	食塩相当量	0.7g
炭水化物	3.2g		

キャベツのヨーグルトサラダ

材料（1人分）
★キャベツ…中2枚（50g）
　塩（塩もみ用）…0.2g
　にんじん…1/10（10g）
　スイートコーン（ホール）…10g

〈ドレッシング〉
　プレーンヨーグルト…小さじ1（10g）
　酢…小さじ2/3（3g）
　塩…0.4g
　砂糖…小さじ1/3（1g）

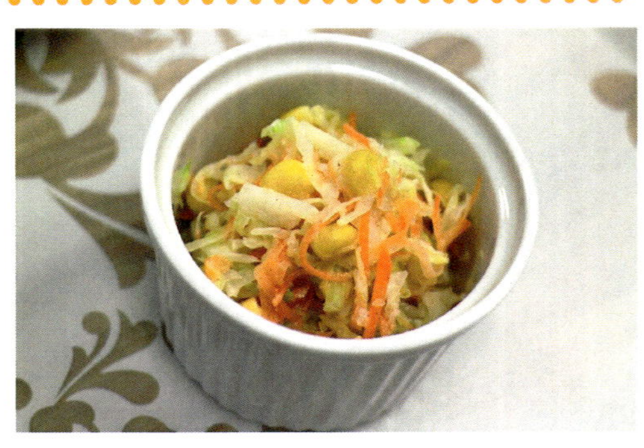

作り方

1. キャベツは千切りにし、塩もみをする。にんじんは細めの千切りにし、600Wのレンジで1分程度加熱する。スイートコーンは水けをきっておく。
2. ドレッシングの材料を混ぜ合わせ、よく水けをしぼった野菜と和える。

栄養価（1人分）

エネルギー	34kcal	コレステロール	1mg
たんぱく質	1.3g	食物繊維	1.5g
脂質	0.5g	食塩相当量	0.7g
炭水化物	6.8g		

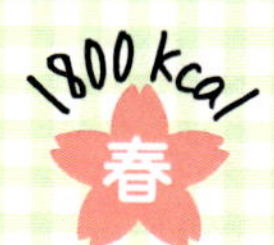

野菜スープ

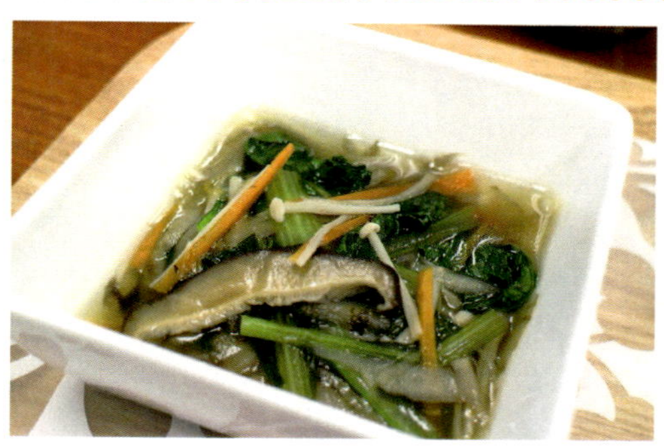

材料（1人分）

ごぼう…15cm（30g）
★にんじん…1/10本（10g）
★えのきたけ…1/5袋（20g）
★小松菜…1株（30g）
干ししいたけ…1/4個（1g）
コンソメ…2.5g
塩…0.2g
こしょう…少々
水…150ml

栄養価（１人分）

エネルギー	40kcal	コレステロール	0mg
たんぱく質	2.0g	食物繊維	3.7g
脂質	0.3g	食塩相当量	1.3g
炭水化物	9.5g		

作り方

1. ごぼうは千切り又はささがきにする。にんじんは千切り、えのきたけ、小松菜は4cm程度に切る。干ししいたけは水で戻して千切りにする。
2. 鍋に水、ごぼう、にんじん、干ししいたけを入れて煮込む。
3. 2の野菜が柔らかくなったら小松菜、えのきたけ、調味料を加えて軽く火を通す。

メタボ予防　食物繊維をとる３　☆玄米を食べる☆

玄米は白米に比べて、食物繊維を多く含むため、主食を玄米にすることによって、食物繊維を多く摂ることが出来ます。

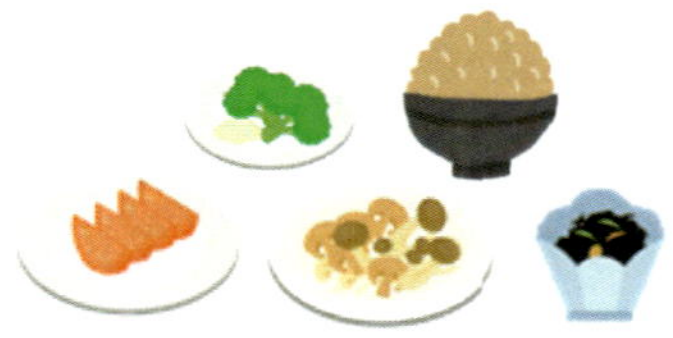

メタボ予防　脂質やコレステロールを減らす１　☆脂質の少ない部位を選ぶ☆

ばら肉やロースに比べて脂質の少ないもも肉を使ったり、鶏肉の皮を取り除くことにより脂質の量を減らすことができます。

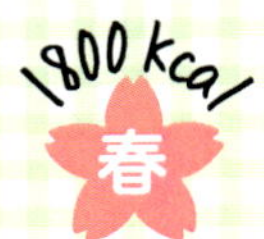

昼食 たけのこの肉巻き献立

たけのこの肉巻き

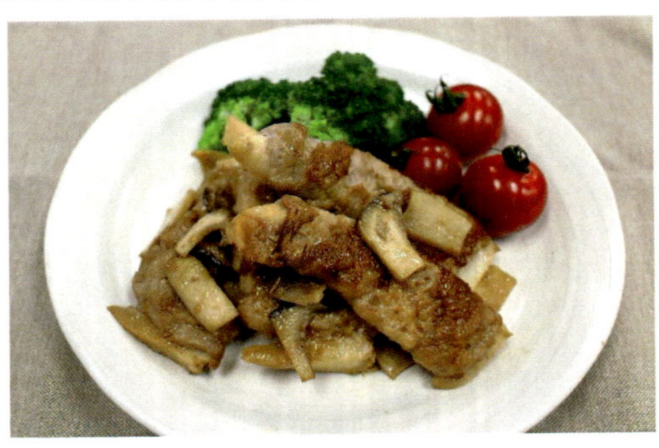

栄養価（1人分）

エネルギー	48kcal	コレステロール	0mg
たんぱく質	1.2g	食物繊維	2.9g
脂質	2.1g	食塩相当量	0.8g
炭水化物	7.3g		

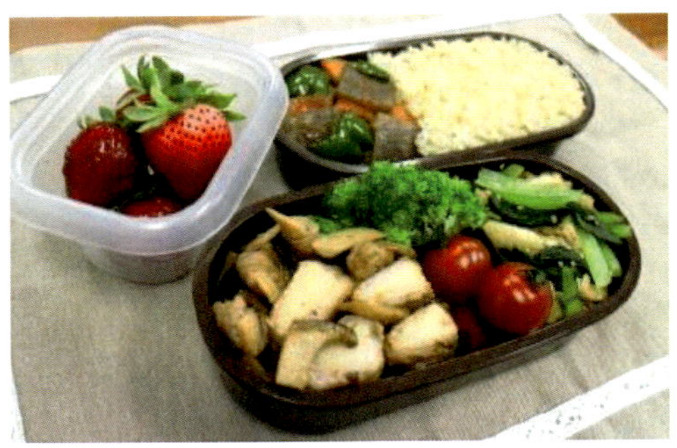

お弁当にもどうぞ。

材料（1人分）

★たけのこ（ゆで）…小1/4個（70g）
★豚もも肉…60g
塩…0.3g
こしょう…少々
酒…小さじ1/4（1.25g）
薄力粉…小さじ1（3g）
油…小さじ1/2（2g）
にんにく（みじん切り）…1/12片（0.5g）
しょうが（みじん切り）…1/12片（0.5g）
★エリンギ…1/2個（20g）
A 酒…小さじ1/2（2.5g）
A しょうゆ…小さじ1（6g）
A レモン汁…小さじ1/5（1g）

〈付け合せ〉
★ブロッコリー…3房（30g）
★ミニトマト…3個（30g）

作り方

1. たけのこはくし切りにし、ブロッコリーは小房に分けて、茹でておく。エリンギは横半分の長さに切り薄切りにする。
2. 豚もも肉に塩・こしょうと酒で下味をつける。下味をつけた豚もも肉をたけのこの周りに巻き薄力粉をまぶす。
3. 熱したフライパンに油とにんにく、しょうがを入れ、2を並べ火が通るまで焼く。火が通ったらAの調味料とエリンギを加え、軽く煮詰める。
4. 器に盛りブロッコリーとミニトマトを添える。

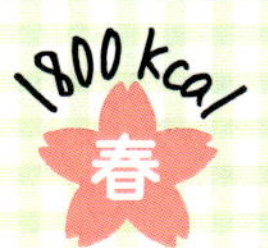

こんにゃくの炒め煮～梅風味～

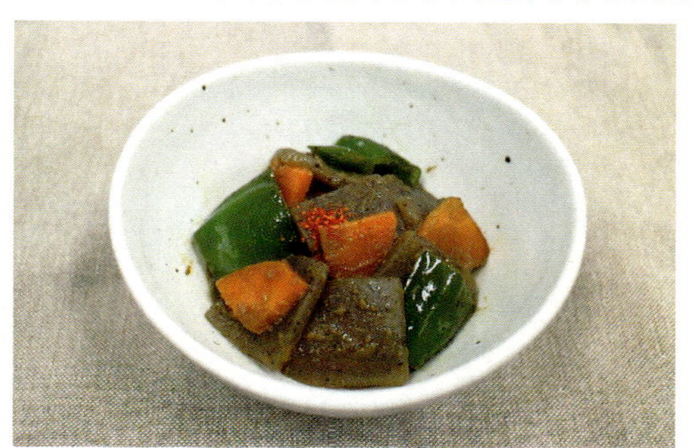

材料（1人分）
★こんにゃく…60g
★にんじん…1/10本（20g）
★ピーマン…1/2個（15g）
梅干し…大1/4個（3g）
酒…小さじ1/5（4g）
砂糖…小さじ2/3（2g）
赤みそ…小さじ1/2（3g）
ごま油…小さじ1/2（2g）
一味唐辛子…少々

作り方
1. こんにゃくは2.5cm角程度の薄切り、にんじんはいちょう切りにする。ピーマンは角切りにする。梅干しは包丁でつぶしておく。
2. フライパンにごま油を入れ、にんじんを炒める。軽く火が通ったらこんにゃく、ピーマンを加えて炒める。最後にAを加えて全体に味がからむまで軽く炒める。
3. 器に盛り、好みで一味唐辛子をふる。

栄養価（１人分）

エネルギー	51kcal	コレステロール	0mg
たんぱく質	0.8g	食物繊維	2.4g
脂質	2.2g	食塩相当量	1.1g
炭水化物	7.1g		

小松菜のお浸し

材料（1人分）
★小松菜…2株（60g）
油揚げ…小1/2枚（10g）
ごま…小さじ1/3（2g）
酢…小さじ1/2（2.5g）
しょうゆ…小さじ1/2（3g）
砂糖…小さじ1/2（1.5g）
こしょう…少々

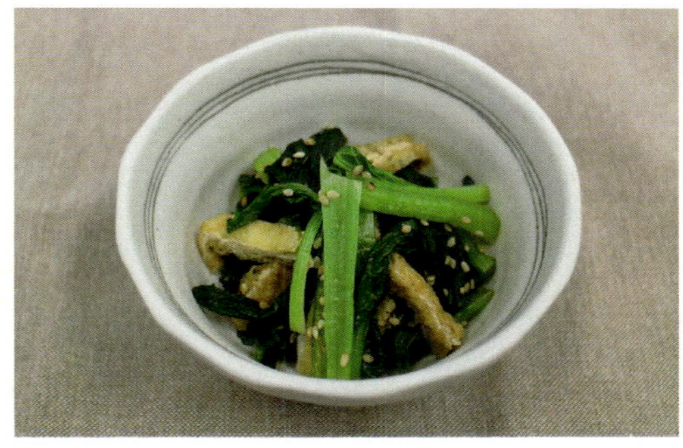

作り方
1. 小松菜は茹で4cm程度に切る。油揚げは油抜きをして細切りにする。
2. ボウルに調味料とごまを入れ、水けをよくしぼった1を和える。

栄養価（１人分）

エネルギー	57kcal	コレステロール	0mg
たんぱく質	2.9g	食物繊維	1.4g
脂質	3.6g	食塩相当量	0.4g
炭水化物	3.8g		

1800 kcal 春

夕食 春キャベツのメンチカツ献立①

春キャベツのメンチカツ

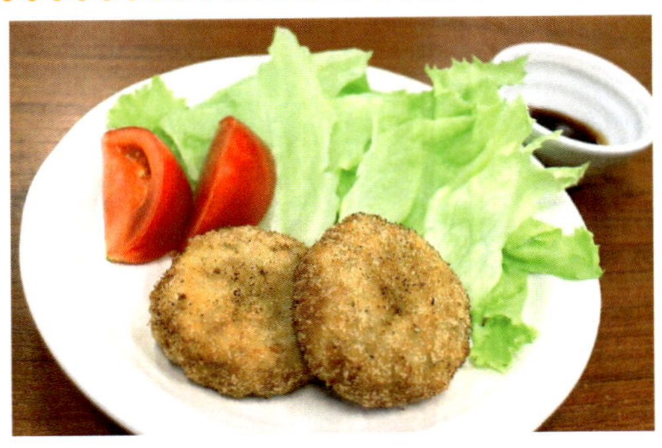

材料（1人分）
★豚ひき肉…30g
★キャベツ…中2/3枚（20g）
★たまねぎ…1/10個（20g）
木綿豆腐…1/15丁（20g）
卵…1/10個（5g）
塩…0.3g
こしょう…少々

〈揚げ衣〉
薄力粉…小さじ1（3g）
溶き卵…7g
パン粉…大さじ1と2/3（5g）
揚げ油…適量

〈ソース〉
中濃ソース…小さじ1/2（3g）
トマトケチャップ…
小さじ1と1/5（6g）

〈付け合せ〉
★レタス…1枚（30g）
★トマト…1/4個（30g）

作り方

1. キャベツ、たまねぎはみじん切りにして、600Wの電子レンジで1分から1分30分程度柔らかくなるまで加熱する。
2. ボウルに豚ひき肉、豆腐、卵、塩、こしょうを入れ、1のキャベツとたまねぎも加えてよく混ぜる。
3. 丸く形を整えて、薄力粉、溶き卵、パン粉を順につけ、180度に熱した油でこんがりと色がつくまで揚げる。ソースの材料を混ぜておく。
4. 器に付け合せの野菜とメンチカツを盛る。

栄養価（１人分）

エネルギー	207kcal	コレステロール	74mg
たんぱく質	10.3g	食物繊維	1.8g
脂質	12.1g	食塩相当量	0.8g
炭水化物	13.4g		

メタボ予防　脂質やコレステロールを減らす２　☆乳製品は低脂肪にする☆

牛乳やヨーグルトといった乳製品にも脂質は含まれています。乳製品には不足しがちなカルシウムが多く含まれるため、低脂肪タイプに変えて摂るようにしましょう。

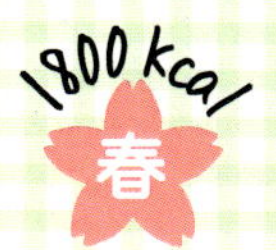

大根サラダ

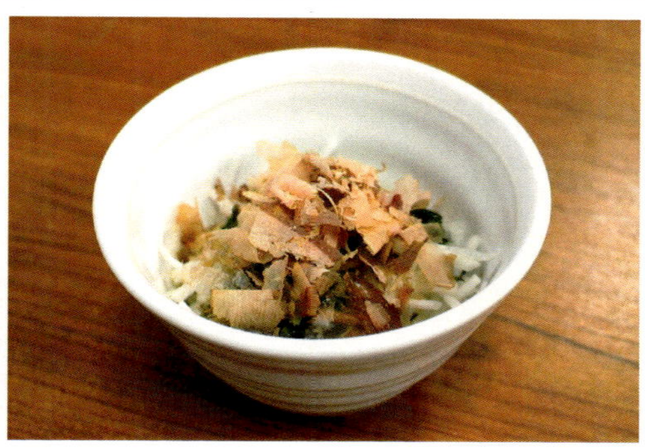

材料（1人分）
★大根…1.5cm（50g）
乾燥わかめ…1g
かつお節…1g

〈ドレッシング〉
★大葉（みじん切り）…1枚（0.5g）
酢…小さじ2と1/2（12g）
砂糖…小さじ1/3（1g）
しょうゆ…小さじ1/2（3g）

作り方
1. 大根は千切りにし、わかめは水戻しにして食べやすい大きさに切る。ドレッシングの材料を混ぜ合わせておく。
2. ボウルに大根、わかめ、ドレッシングを入れて混ぜ合わせる。
3. 器に盛り、かつお節をかける。

栄養価（1人分）

エネルギー	25kcal	コレステロール	4mg
たんぱく質	2.1g	食物繊維	1.0g
脂質	0.1g	食塩相当量	0.6g
炭水化物	3.9g		

ひじきの白和え

材料（1人分）
木綿豆腐…1/6丁（50g）
★ひじき（乾）…1g
★にんじん…1/10本（20g）
★こんにゃく…20g
すりごま…小さじ1/3（1g）
砂糖…小さじ2/3（2g）
みそ…小さじ5/6（5g）
葉ねぎ…0.5g

作り方
1. にんじんは千切り、こんにゃくは細切り、ひじきは水で戻し、茹でておく。豆腐は水を切っておく。
2. ボウルに豆腐を入れ、手でつぶす。次に砂糖、みそを入れ、箸でよく混ぜる。
3. 水けをきったにんじん、こんにゃく、ひじきを加えて混ぜる。
4. 器に盛り、小口切りにしたねぎを飾る。

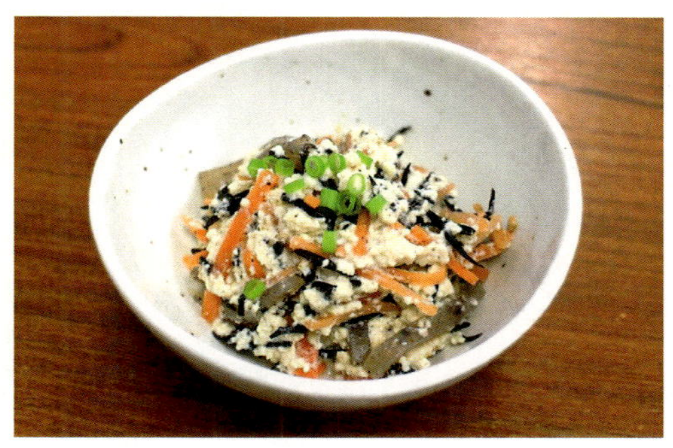

栄養価（1人分）

エネルギー	69kcal	コレステロール	0mg
たんぱく質	4.4g	食物繊維	1.9g
脂質	3.0g	食塩相当量	0.7g
炭水化物	6.8g		

1800 kcal 春

夕食 春キャベツのメンチカツ献立②

新たまねぎのみそ汁

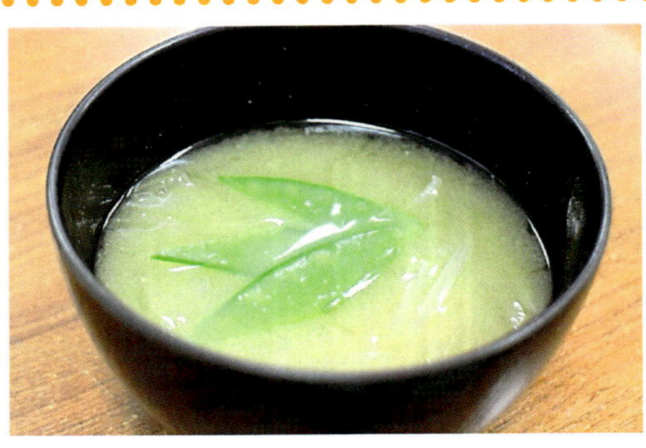

材料（1人分）
★たまねぎ…1/8個（30g）
★さやえんどう…2さや（6g）
みそ…小さじ1と1/2（9g）
だし汁…150ml

作り方
1. たまねぎは細切りにし、さやえんどうは半分に切る。
2. 鍋にだし汁、たまねぎを入れて火にかける。
3. たまねぎが柔らかくなったら、みそとさやえんどうを加えて味を調える。

栄養価（1人分）

エネルギー	34kcal	コレステロール	0mg
たんぱく質	2.1g	食物繊維	1.1g
脂質	0.6g	食塩相当量	1.3g
炭水化物	5.5g		

メロンヨーグルト

材料（1人分）
★メロン…45g
プレーンヨーグルト…60g

作り方
器に盛ったヨーグルトに、一口大に切ったメロンをのせる。

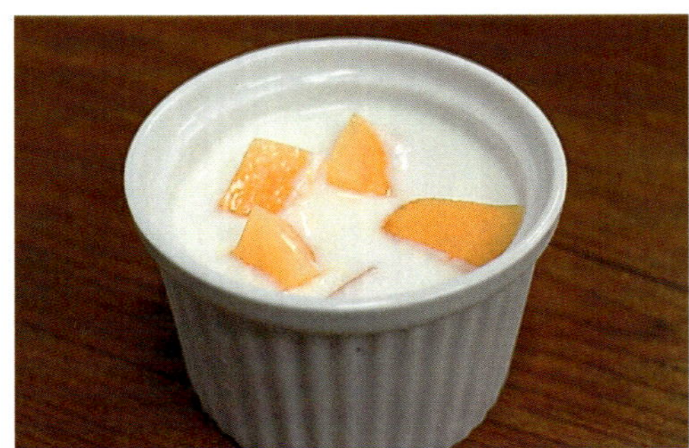

栄養価（1人分）

エネルギー	56kcal	コレステロール	7mg
たんぱく質	2.7g	食物繊維	0.2g
脂質	1.8g	食塩相当量	0.1g
炭水化物	7.6g		

報道関係者を対象に試食会を開催

東海地域食料自給率向上研究会の開催に先立ち、平成26年8月7日、マスコミ関係者を対象にレシピ試食会を開催しました。

当日は、東海3県の夏野菜を使用した夏の1日1800kcalメニューの試食を行い、臨床栄養学研究室生が苦心の末に開発したレシピについて意見交換を行いました。

なお、当日の模様は、新聞各紙で紹介されたほか、NHK名古屋放送局「ほっとイブニング」でも紹介されました。

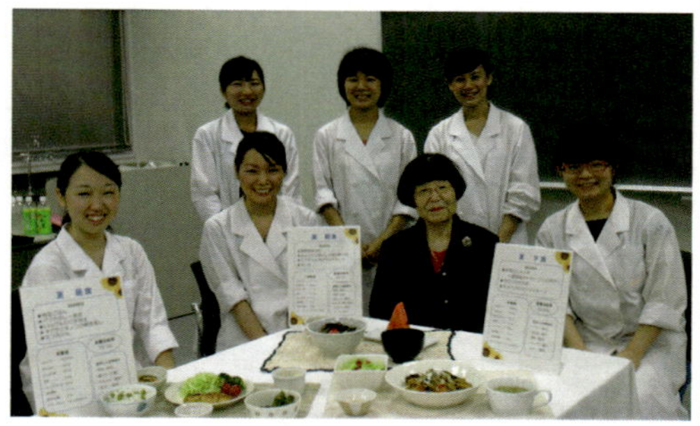

森奥教授と臨床栄養学研究室卒業研究指導生の皆さん

調理の様子

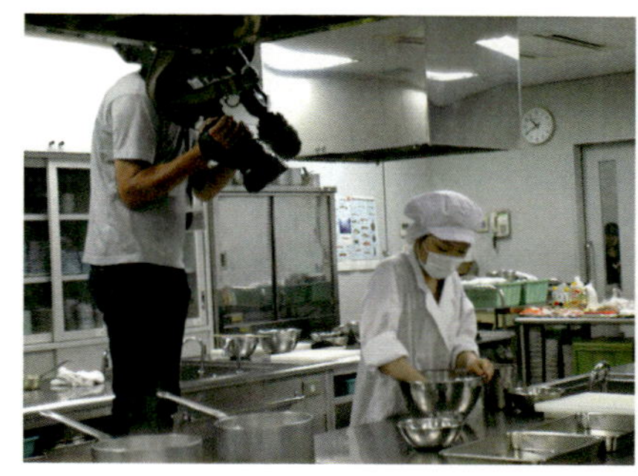

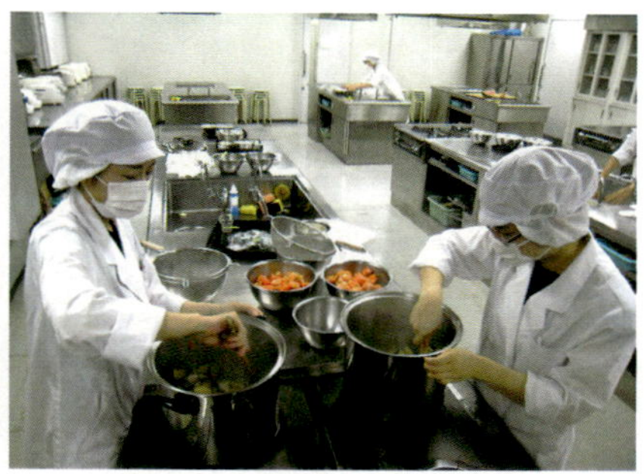

当日の試食メニューの一例

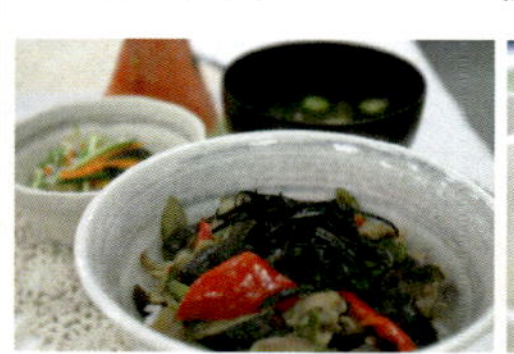

夏野菜丼

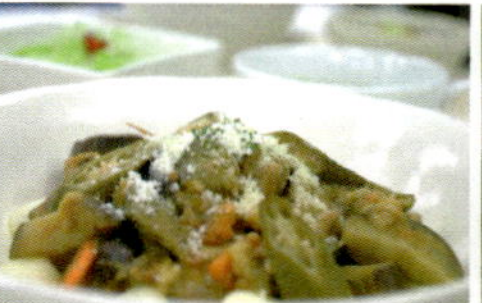

米粉のニョッキ

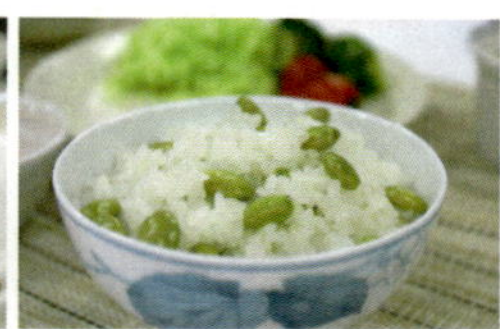

枝豆ごはん

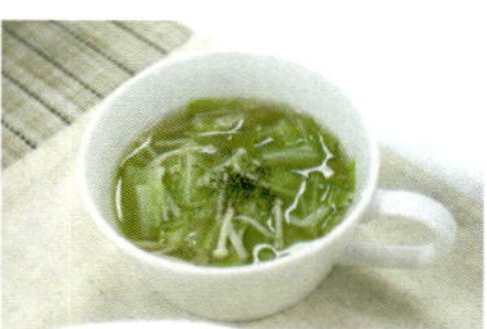

キャベツのコンソメスープ

夏の1800kcalメニューに次のページで紹介しています。

夏の1日1800Kcalメニュー

朝食 夏野菜丼献立

◆夏野菜丼・・（P47）
◆きゅうりと切り干し大根の酢の物・・（P48）
◆とうがんとオクラのすまし汁・・(P48)
◆すいか

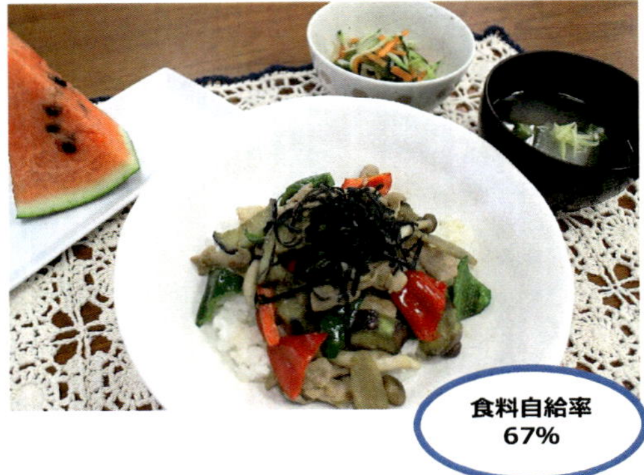

使用した東海3県の食材

豚肉	（愛知）	なす	（岐阜）
きゅうり	（愛知）	とうがん	（愛知）
すいか	（愛知）		

1食分の栄養価

エネルギー	420kcal	コレステロール	41mg
たんぱく質	18.5g	食物繊維	4.2g
脂質	10.3g	食塩相当量	1.4g
炭水化物	61.3g		

忙しい朝でも食べやすい、彩り豊かな夏野菜たっぷりの丼がメインの献立です。豚肉は、夏バテを予防する効果のあるビタミンB_1を多く含みます。

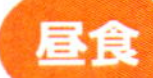

昼食 アジのカレー焼き献立

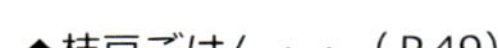

◆枝豆ごはん・・（P49）
◆アジのカレー焼き・・（P49）
◆いんげんのごま和え・・（P50）
◆オクラときのこの焼き浸し・・（P50）
◆夏みかん

食料自給率
76%

使用した東海3県の食材

枝豆	（愛知）	マアジ	（三重）
にんじん	（愛知）	きのこ	（岐阜）
オクラ	（三重）		

1食分の栄養価

エネルギー	630kcal	コレステロール	49mg
たんぱく質	29.5g	食物繊維	11.7g
脂質	16.8g	食塩相当量	2.3g
炭水化物	93.2g		

アジのカレー焼きに夏らしい鮮やかな色の枝豆ごはんを組み合わせた献立です。カレー粉を使用することで減塩の効果があり、冷めてもおいしく食べられるので、お弁当にも利用できます。

夕食 米粉のニョッキ献立

◆米粉のニョッキ・・（P51）
　～夏野菜のトマトソースがけ～
◆セロリのサラダ・・（P52）
◆キャベツのコンソメスープ・・（P52）

使用した東海3県の食材

トマト	（愛知）	たまねぎ	（愛知）
鶏肉	（愛知）	キャベツ	（愛知）
セロリ	（愛知）		

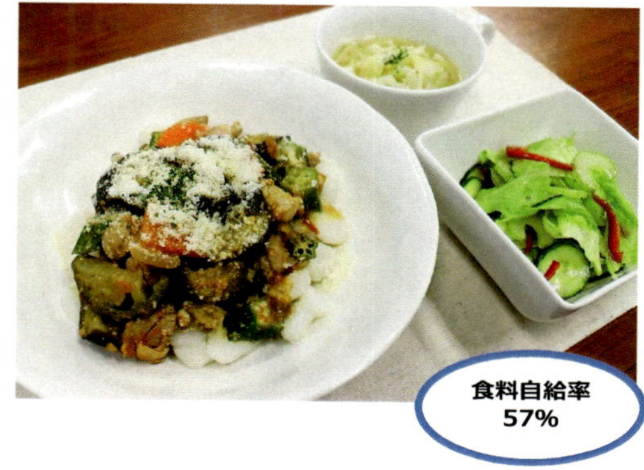

食料自給率
57%

１食分の栄養価

エネルギー	655kcal	コレステロール	79mg
たんぱく質	28.1g	食物繊維	10.1g
脂質	17.2g	食塩相当量	3.3g
炭水化物	98.0g		

米粉を使用したもちもちのニョッキに、トマトを使ったさっぱりとしたソースを合わせた献立です。トマトには、活性酸素の消去作用をもち、動脈硬化予防に効果があるとされるリコピンが含まれています。

夏の１日1800Kcalメニューの栄養価

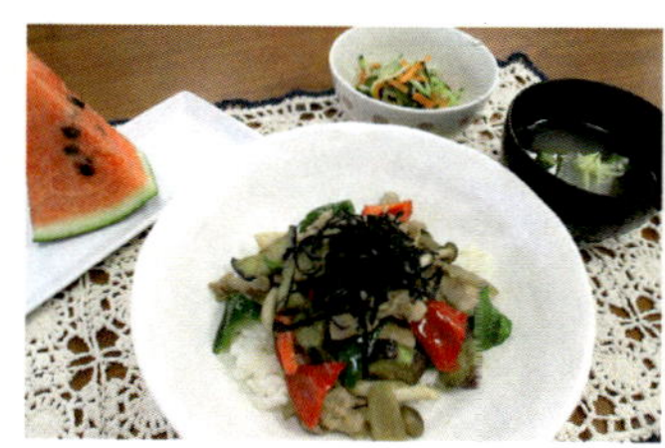
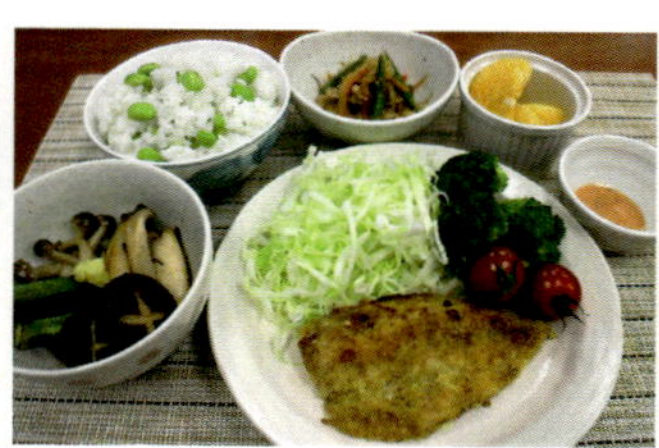
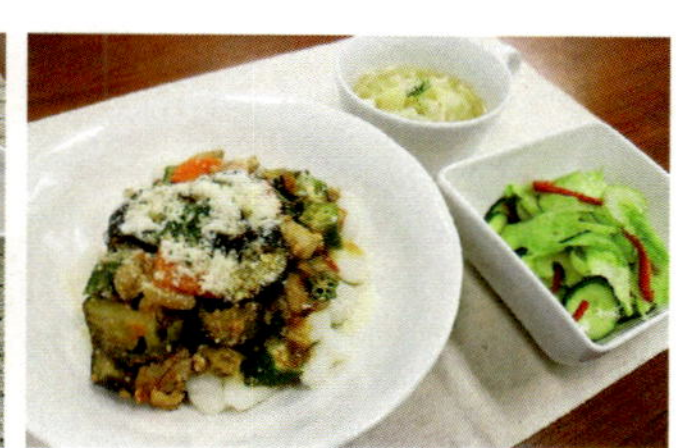

夏メニュー１日の栄養価

エネルギー	1801kcal	コレステロール	170mg
たんぱく質	78.7g	食物繊維	28.8g
脂質	45.4g	食塩相当量	8.4g
炭水化物	273.3g	P:F:C	17.5：22.7：59.8

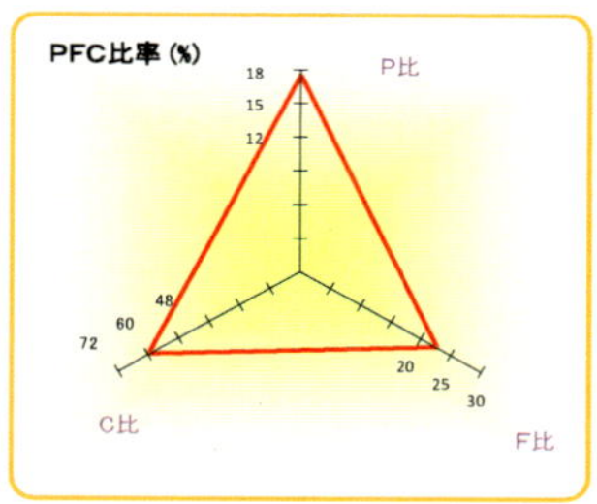

1800 kcal 夏

朝食 夏野菜丼献立

夏野菜丼

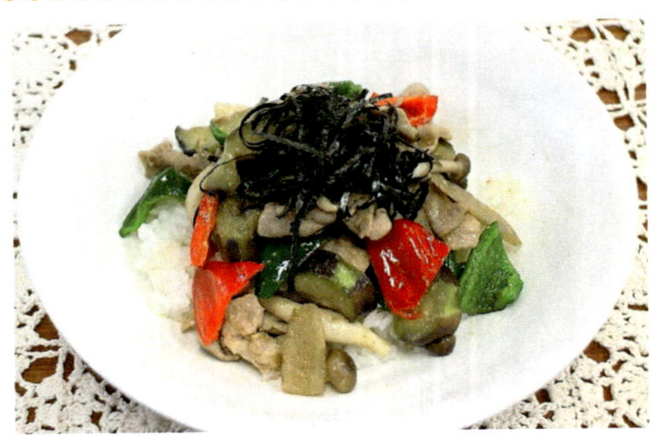

材料（1人分）

★ごはん…130g
★豚もも肉（薄切り）…60g
　塩…0.2g
　こしょう…少々
★なす…小1/2（50g）
★しめじ…1/10パック（10g）
★ピーマン…1/2個（20g）
　赤ピーマン…1/3個（15g）
　ごぼう…7cm（15g）
　油…小さじ3/4（3g）
　A　酒…小さじ1/3（1.5g）
　　　みそ…小さじ1と1/2（9g）
　　　砂糖…小さじ1（3g）
　刻みのり…1g

作り方

1. 豚もも肉は食べやすい大きさに切り、塩、こしょうをふる。なすは1cm程度の半月切り、ごぼうは3mm程度の薄切り、ピーマン、赤ピーマンは2cm程度の大きさに切り、しめじは小房に分ける。
2. フライパンに油を入れ、豚もも肉、ごぼうを炒める。火が通ったら、なす、ピーマン、赤ピーマン、しめじを順に加え、合わせておいたAを加える。
3. 器にご飯と2を盛りつける。最後に刻みのりをのせる。

栄養価（１人分）

エネルギー	135kcal	コレステロール	30mg
たんぱく質	8.2g	食物繊維	2.3g
脂質	8.2g	食塩相当量	0.8g
炭水化物	7.1g		

メタボ予防　脂質やコレステロールを減らす３　☆コレステロールの多い菓子類を減らす☆

バターやクリームを使った菓子類にはコレステロールが多く含まれています。間食をする場合は、洋菓子よりも和菓子や果物を選ぶようにすると摂取するコレステロール量を減らすことができます。

きゅうりと切り干し大根の酢の物

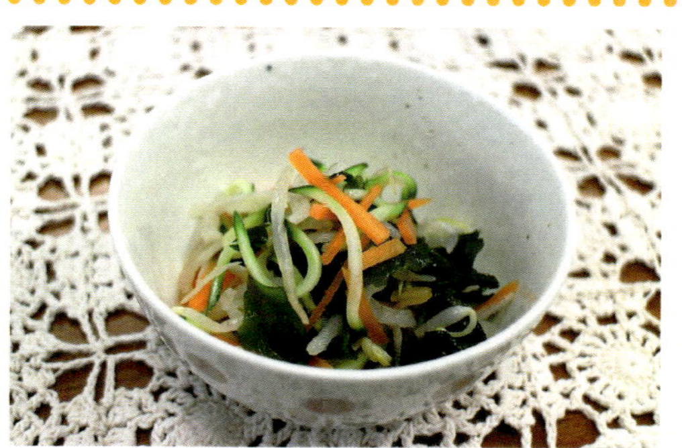

材料（1人分）

切り干し大根…2.5g
★きゅうり…1/4本（20g）
★にんじん…1/20本（10g）
もやし…1/10袋（20g）
乾燥わかめ…0.5g

A
- 酢…小さじ2（10g）
- 砂糖…小さじ1（3g）
- うすくちしょうゆ…小さじ1/2（3g）
- ごま油…小さじ1/4（1g）

作り方

1. 切り干し大根は水で戻し、にんじん、きゅうりは細切りにしておく。わかめは水で戻し、食べやすい大きさに切る。
2. 切り干し大根とにんじん、もやしを茹でる。
3. 野菜の水けをよくしぼり、合わせたAと和える。

栄養価（1人分）

エネルギー	42kcal	コレステロール	0mg
たんぱく質	1.1g	食物繊維	1.4g
脂質	1.1g	食塩相当量	0.6g
炭水化物	7.4g		

とうがんとオクラのすまし汁

材料（1人分）

★とうがん…50g
★オクラ…1本（8g）
だし汁…120ml
うすくちしょうゆ…小さじ1/2（3g）
塩…0.2g
しょうが（千切り）…少々（1g）

〈水溶き片栗粉〉
片栗粉…小さじ1/3（1g）
水…小さじ1（5g）

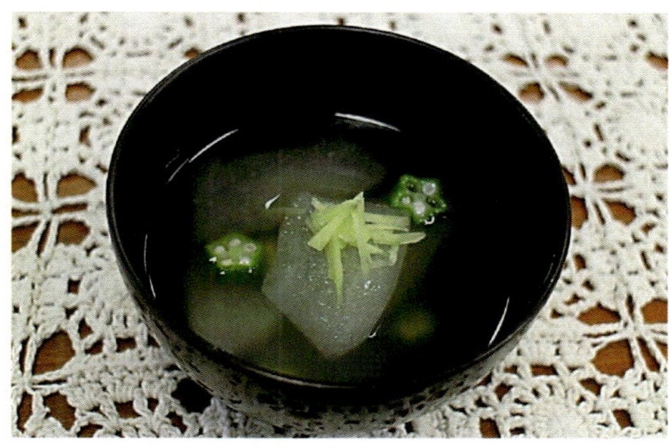

作り方

1. とうがんは7mm程度の厚さに切り、オクラも7mm程度の輪切りにする。
2. 鍋にだし汁ととうがんを入れ、煮る。とうがんが柔らかくなったらオクラを加える。
3. うすくちしょうゆと塩を加えて味を調える。最後に水溶き片栗粉でとろみをつける。
4. 器に盛り、しょうがを添える。

栄養価（1人分）

エネルギー	18kcal	コレステロール	0mg
たんぱく質	1.0g	食物繊維	1.1g
脂質	0.1g	食塩相当量	0.8g
炭水化物	3.9g		

昼食 アジのカレー焼き献立

枝豆ごはん

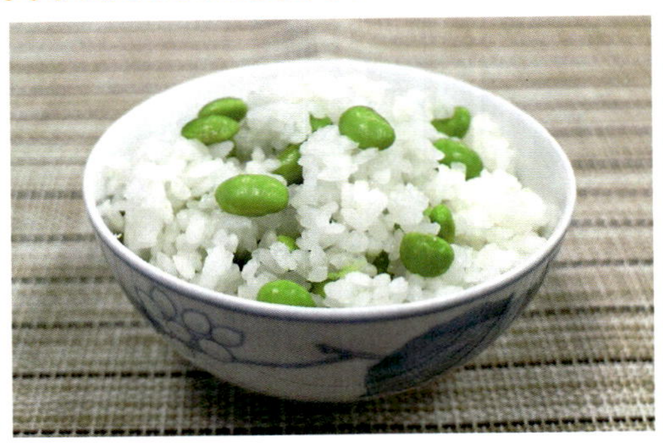

材料（1人分）
★ごはん…160g
★枝豆…さやつきで70g（皮をむいたもの35g）

作り方
1. 枝豆は茹でてさやから出す。
2. 炊いたご飯と枝豆を混ぜる。

栄養価（１人分）

エネルギー	316kcal	コレステロール	0mg
たんぱく質	8.1g	食物繊維	2.2g
脂質	2.7g	食塩相当量	0.0g
炭水化物	62.4g		

アジのカレー焼き

材料（1人分）
★マアジ（三枚おろし）…中1枚（60g）
塩…0.5g
こしょう…少々
カレー粉…小さじ1/2（1g）
パン粉…大さじ2（6g）
にんにく（みじん切り）…1/4かけ（2g）
油…小さじ1強（5g）

〈付け合せ〉
★ミニトマト…2個（20g）
★ブロッコリー…3房（30g）
★キャベツ…大1枚（40g）
★ドレッシング…小さじ1（5g）

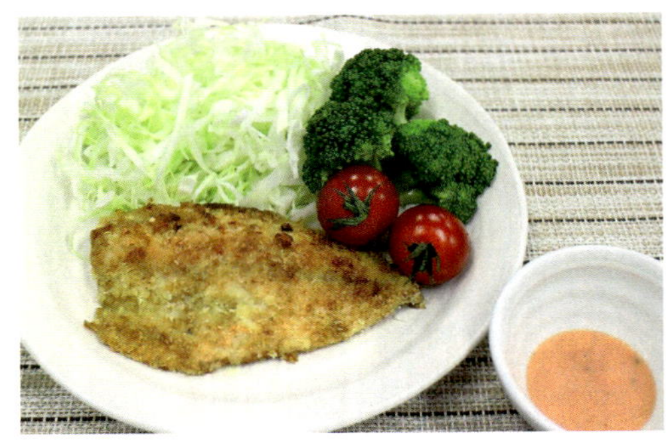

作り方
1. 付け合せのキャベツは千切りにし、ブロッコリーは小房にわけて茹でておく。
2. アジ全体に塩、こしょう、カレー粉をつけ、パン粉をまぶす。
3. フライパンに油とにんにくを入れて熱し、アジを入れてこんがりと焼き色がつくまで両面を焼く。
4. 器に盛り、付け合せの野菜を添える。

栄養価（１人分）

エネルギー	192kcal	コレステロール	49mg
たんぱく質	15.5g	食物繊維	3.0g
脂質	10.0g	食塩相当量	1.0g
炭水化物	10.1g		

いんげんのごま和え

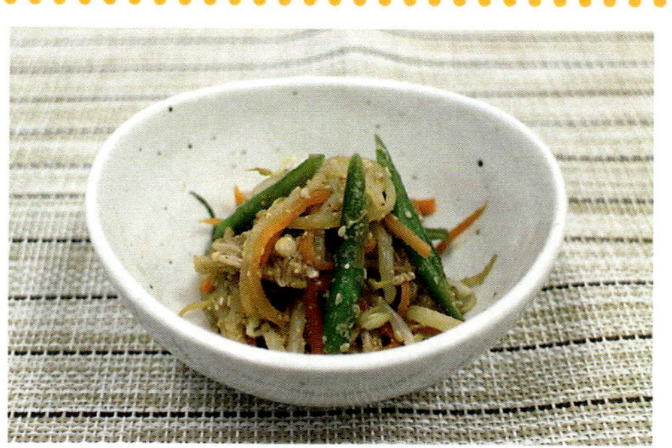

材料（1人分）
★さやいんげん…1本（10g）
もやし…1/10袋（20g）
★にんじん…1/20本（10g）
★えのきたけ…1/7袋（15g）
A すりごま…小さじ1（3g）
A 砂糖…小さじ1（3g）
A 酢…小さじ1（5g）
A しょうゆ…小さじ1（6g）

栄養価（１人分）

エネルギー	47kcal	コレステロール	0mg
たんぱく質	2.1g	食物繊維	1.7g
脂質	1.7g	食塩相当量	0.9g
炭水化物	7.3g		

作り方

1. にんじんは細切り、さやいんげんは5cm程度に斜め切りにする。えのきたけも5cm程度の長さに切る。Aの調味料は合わせておく。
2. さやいんげん、もやし、にんじん、えのきたけを茹でる。よく水けをきり、Aの合わせ調味料と和える。

オクラときのこの焼き浸し

材料（1人分）
★オクラ…3本（25g）
★しめじ…1/5袋（20g）
★エリンギ…小1/2本（30g）
★生しいたけ…小2個（20g）
ごま油…小さじ1/2（2g）
A だし汁…50ml
A みりん…小さじ1/3（2g）
A しょうゆ…小さじ1/2（3g）
A 酒…小さじ1/2（2.5g）
しょうが（すりおろし）…少々（1g）

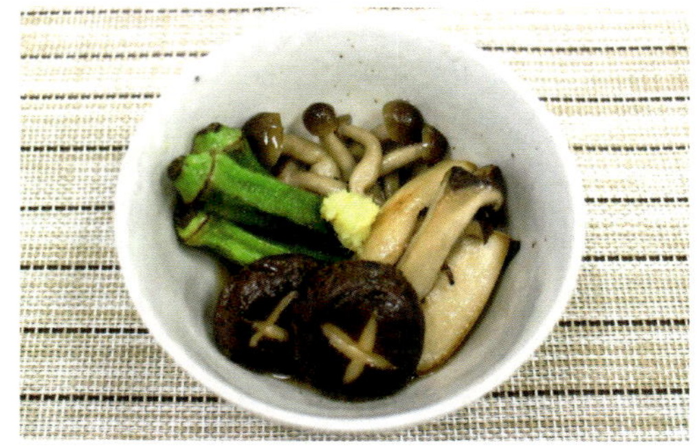

栄養価（１人分）

エネルギー	51kcal	コレステロール	0mg
たんぱく質	3.1g	食物繊維	4.0g
脂質	2.4g	食塩相当量	0.5g
炭水化物	7.3g		

作り方

1. しめじは小房に分け、エリンギ、しいたけは食べやすい大きさに切る。
2. Aの材料を鍋に入れ、軽く煮たてておく。
3. フライパンにごま油をいれ、オクラ、しめじ、エリンギ、しいたけを焼き、2に浸す。
4. 器に盛り付け、しょうがを添える。

1800 kcal 夏

夕食 米粉のニョッキ献立

米粉のニョッキ ～夏野菜のトマトソースがけ～

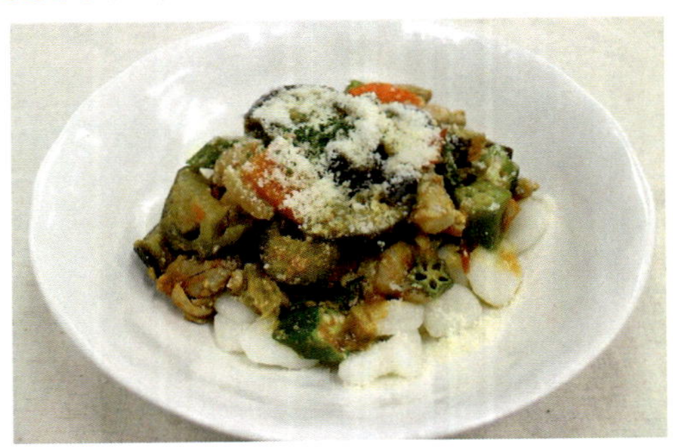

材料（1人分）

〈ニョッキ〉

米粉…70g
じゃがいも…1/2個（60g）
塩…0.1g
オリーブオイル…小さじ3/4（3g）
水…40～55ml（様子を見て加減する）

〈トマトソース〉

★鶏もも肉…80g
★たまねぎ…1/8個（20g）
★なす…3/4本（80g）
★にんじん…1/10本（20g）
★オクラ…2本半（25g）
★トマト…小2個（240g）

A
- コンソメ…1.8g
- 塩…0.2g
- こしょう…少々

オリーブオイル…小さじ1/2（2g）
粉チーズ…小さじ2と1/2（5g）
パセリ…少々

作り方

〈米粉のニョッキ〉

1. じゃがいもは皮をむいて茹で、裏ごしする。
2. ボウルに米粉、裏ごししたじゃがいも、塩、オリーブオイルを入れ、水を少しずつ加えながらなめらかな生地になるまで混ぜあわせる。（耳たぶくらいのかたさ）
3. まな板の上で2cm程度の棒状に伸ばし、7mm程度の厚さに切る。フォークの背で軽く押して模様を付ける。
4. 鍋に湯を沸かし、ニョッキが浮き上がるまで5分程度茹でる。

〈夏野菜のトマトソース〉

1. 鶏もも肉は一口大に切る。なすは半月切りにして水にさらしておく。たまねぎは2cm程度のざく切り、にんじんはいちょう切りにする。
2. オクラは2cm程度の斜め切り、トマトは3cm程度のざく切りにする。
3. フライパンにオリーブオイルをひき、1を炒める。全体にしんなりしたら2のトマトを加えて煮汁がほとんどなくなるまで煮る。オクラを加えAで味を調える。
4. 皿にニョッキを乗せ、その上からトマトソースを盛り付け、粉チーズとパセリをかける。

栄養価（1人分）

エネルギー	551kcal	コレステロール	79mg
たんぱく質	26.1g	食物繊維	7.4g
脂質	10.8g	食塩相当量	1.4g
炭水化物	86.9g		

セロリのサラダ

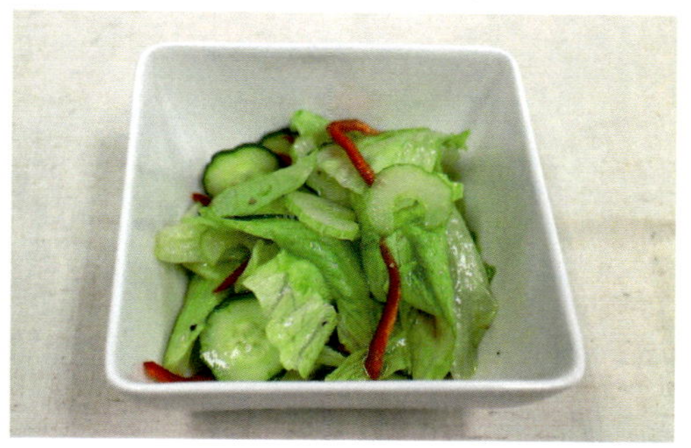

材料(1人分)
★セロリ…1/10本（10g）
★きゅうり…1/5本（20g）
赤ピーマン…小1/4個（10g）
★レタス…大1枚（40g）
A
オリーブオイル…大さじ1/2（6g）
酢…大さじ1（15g）
塩…0.8g
砂糖…小さじ1（3g）
こしょう…少々

作り方

1. セロリは薄切り、きゅうりは小口切り、赤ピーマンは細切りにする。レタスは適当な大きさにちぎる。
2. ボウルにAの材料を混ぜながら加えていき、ドレッシングを作る。
3. 1にドレッシングを加えて和える。

栄養価（１人分）

エネルギー	83kcal	コレステロール	0mg
たんぱく質	0.7g	食物繊維	1.0g
脂質	6.1g	食塩相当量	0.8g
炭水化物	6.1g		

キャベツのコンソメスープ

材料(1人分)
★キャベツ…大1枚（50g）
★えのきたけ…1/5袋（20g）
塩…0.2g
こしょう…少々
コンソメ…2g
水…120ml

作り方

1. キャベツは2cm角、えのきたけは4cm程度の長さに切る。
2. 鍋に水とコンソメ入れ、沸騰したらキャベツとえのきたけを加えて煮込む。
3. 野菜が柔らかくなったら塩、こしょうを加えて味を調える。

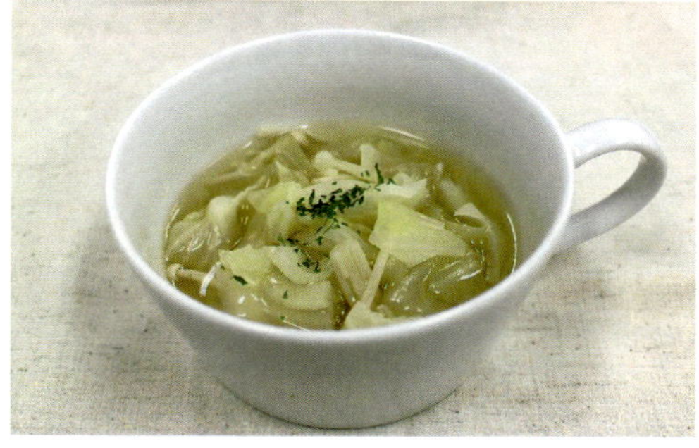

栄養価（１人分）

エネルギー	21kcal	コレステロール	0mg
たんぱく質	1.3g	食物繊維	1.7g
脂質	0.2g	食塩相当量	1.1g
炭水化物	5.0g		

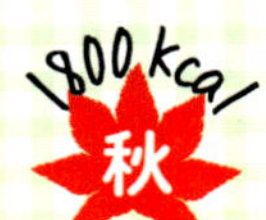

秋の1日1800Kcalメニュー

朝食 アジのかば焼き丼献立

◆アジのかば焼き丼・・（P55）
◆赤かぶの酢漬け・・（P56）
◆けんちん汁・・（P56）

使用した東海3県の食材

マアジ	（三重）	まいたけ	（岐阜）
にんじん	（愛知）	根深ねぎ	（愛知）
赤かぶ	（岐阜）		

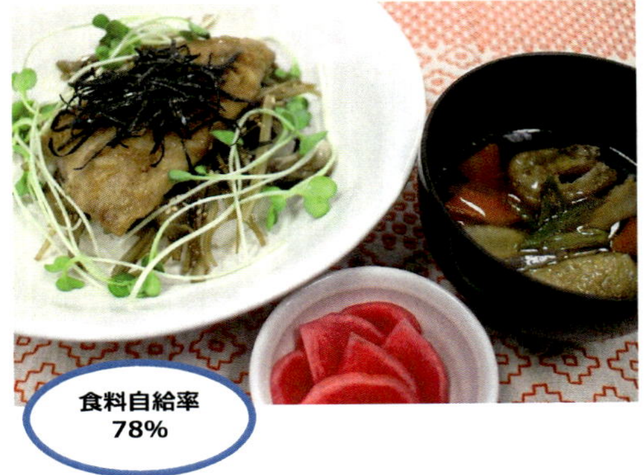

食料自給率
78%

1食分の栄養価

エネルギー	489kcal	コレステロール	46mg
たんぱく質	19.9g	食物繊維	5.0g
脂質	12.0g	食塩相当量	2.4g
炭水化物	70.2g		

甘辛いアジのかば焼き丼をメインに、具だくさんのけんちん汁を合わせた献立です。丼に使ったまいたけには、免疫力を高めるとされる成分が含まれています。

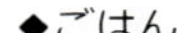

昼食 れんこんハンバーグ献立

◆ごはん
◆れんこんハンバーグ・・（P57）
◆小松菜の豆板醤炒め・・（P58）
◆ほうれん草と菊の酢醤油和え・・（P58）
◆巨峰

使用した東海3県の食材

豚肉	（愛知）	れんこん	（愛知）
ブロッコリー	（愛知）	菊	（愛知）
巨峰	（愛知）		

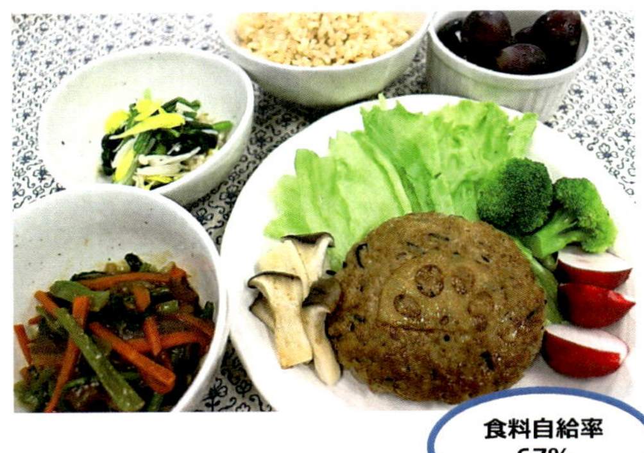

食料自給率
67%

しゃきしゃきとした食感のれんこんハンバーグは、ひじきやおからが入っているのでヘルシーです。ひじきに含まれる、水溶性食物繊維には血糖値の急激な上昇を抑える効果があります。

1食分の栄養価

エネルギー	655kcal	コレステロール	97mg
たんぱく質	27.7g	食物繊維	12.0g
脂質	17.7g	食塩相当量	3.0g
炭水化物	99.2g		

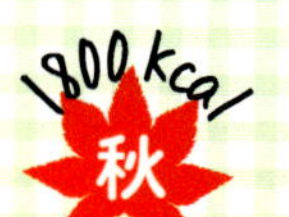

夕食 サバのゆず風味つけ焼き献立

◆かぶごはん・・（P59）
◆サバのゆず風味つけ焼き・・（P59）
◆里芋と切り干し大根の煮つけ・・（P60）
◆きのこのすまし汁・・（P60）
◆干し柿ヨーグルト・・（P61）

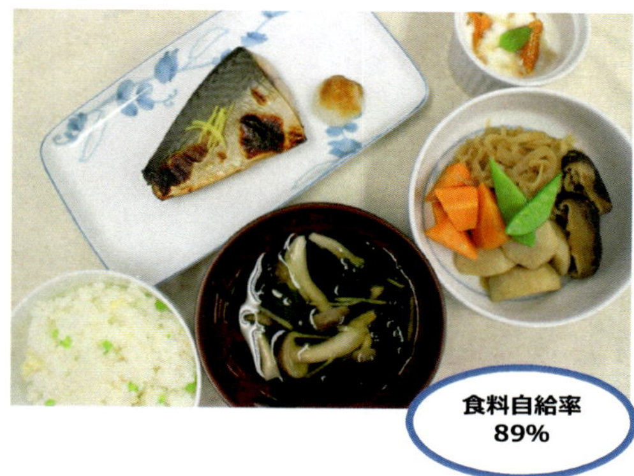

使用した東海3県の食材

かぶ	（岐阜）	サバ	（三重）
里芋	（愛知）	きのこ	（岐阜）
干し柿	（岐阜）		

1食分の栄養価

エネルギー	689kcal	コレステロール	57mg
たんぱく質	27.9g	食物繊維	10.4g
脂質	16.1g	食塩相当量	3.1g
炭水化物	106.9g		

動脈硬化の予防に効果のあるDHAやEPAを多く含むサバをメインに、さといもやきのこなど秋らしい食材を使った献立です。デザートに使った干し柿には、カリウムが多く含まれているので高血圧の予防に効果的です。

秋の１日1800Kcalメニューの栄養価

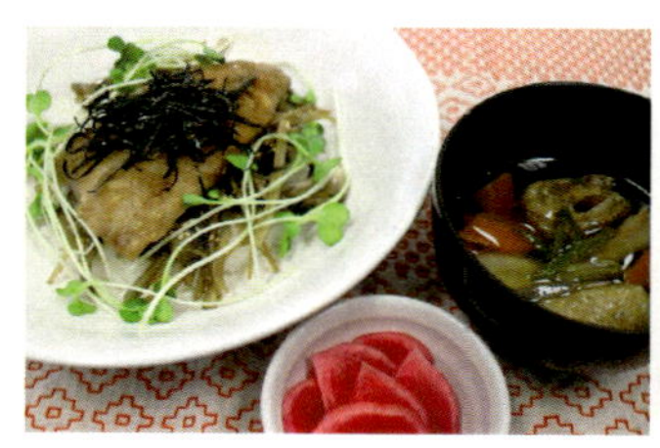
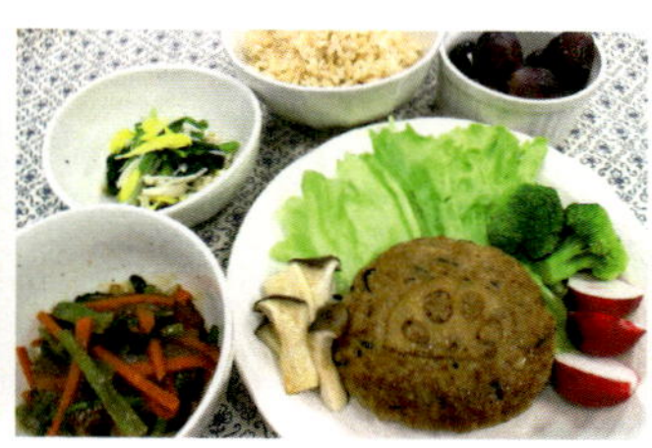
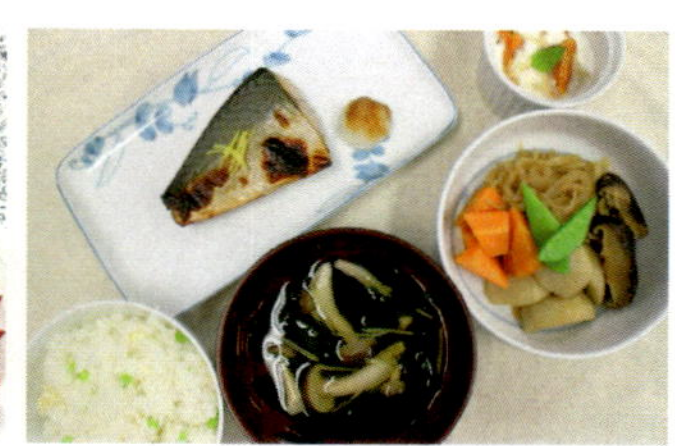

秋メニュー１日の栄養価

エネルギー	1833kcal	コレステロール	201mg
たんぱく質	75.5g	食物繊維	27.4g
脂質	45.8g	食塩相当量	8.5g
炭水化物	276.3g	P:F:C	16.5：22.5：61.1

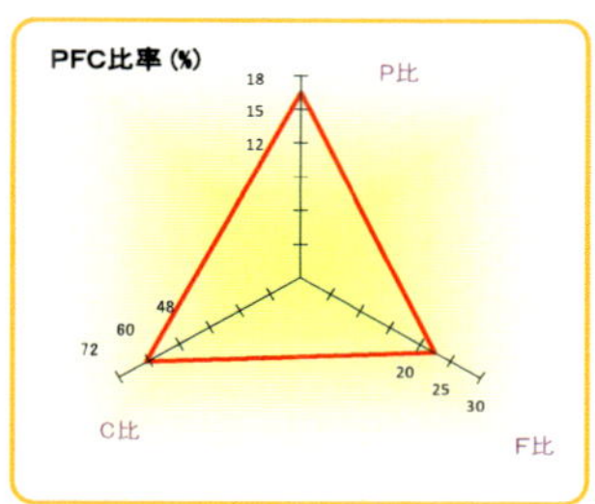

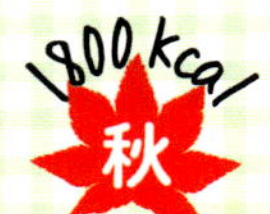

朝食 アジのかば焼き丼献立

アジのかば焼き丼

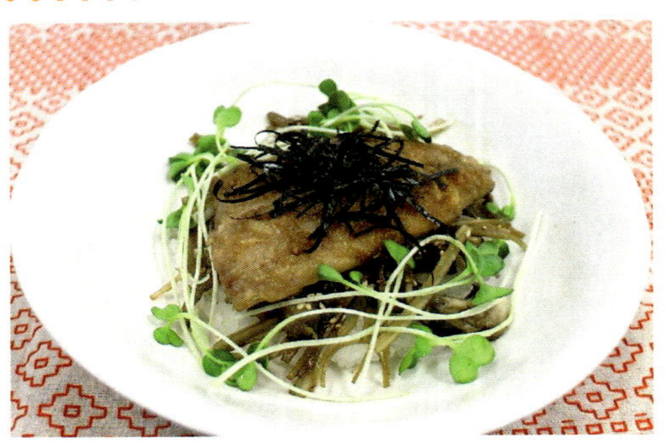

材料（1人分）
★ごはん…130g
★マアジ（三枚おろし）
…中くらいのもの1枚（60g）
塩…0.1g
薄力粉…小さじ1/2（2g）
油（a）…小さじ1（4g）
ごぼう…10cm（20g）
★まいたけ…1/5パック（20g）
油（b）…小さじ3/4（3g）

〈たれ〉
A
しょうゆ…小さじ1（6g）
酒…小さじ2強（9g）
砂糖…小さじ1/2（2g）
みりん…大さじ1/2（9g）
しょうが（すりおろし）…適量（2g）

かいわれ大根…1/10パック（5g）
ごま…小さじ1/3（1g）
刻みのり…焼きのり1/6枚分（0.5g）

作り方
1. ごぼうは千切りにし、まいたけはほぐしておく。アジは塩をふり薄力粉をまぶしておく。
2. フライパンに油（b）を入れ、ごぼうを炒める。火が通ったら、まいたけを加えて軽く炒めて取り出しておく。
3. 2を炒めた後のフライパンに油（a）を入れ、アジを焼く。両面に焼き色が付き火が通ったらAの調味料と2のごぼう、まいたけを加えて軽く炒める。
4. 器にご飯を盛り、ごま、ごぼう、まいたけ、かいわれ大根、アジ、刻みのりを乗せる。

栄養価（１人分）

エネルギー	431kcal	コレステロール	46mg
たんぱく質	18.0g	食物繊維	2.5g
脂質	10.2g	食塩相当量	1.2g
炭水化物	61.0g		

メタボ予防　脂質やコレステロールを減らす４　☆魚や大豆製品を取り入れる☆

魚の油や大豆製品にはコレステロールを下げる効果があります。
主菜の材料には肉ばかりでなく、魚や大豆製品も使うようにしましょう。

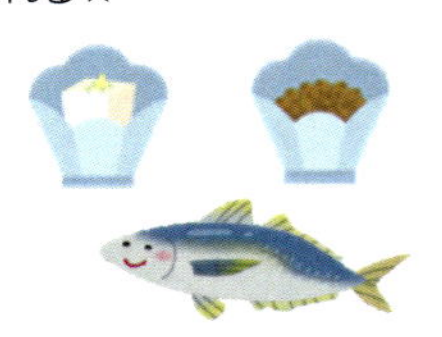

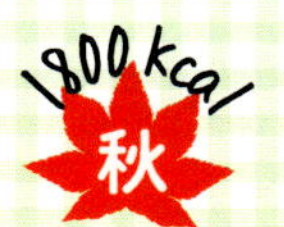

赤かぶの酢漬け

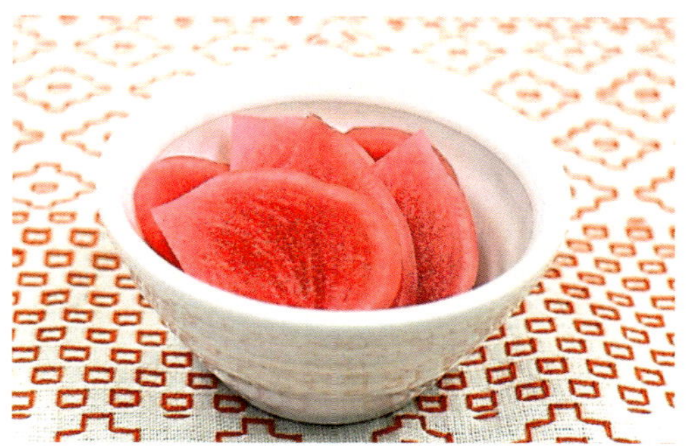

材料（1人分）

★赤かぶ…1/3個（30g）

A
- 砂糖…小さじ1/3（1g）
- 酢…大さじ1/2（7.5g）
- 塩…0.3g

作り方

1. 赤かぶは皮をむいて薄切りにする。
2. ビニール袋にAの調味料と赤かぶを入れて軽くもみ、冷蔵庫に入れ2時間以上おく。

栄養価（１人分）

エネルギー	12kcal	コレステロール	0mg
たんぱく質	0.2g	食物繊維	0.4g
脂質	0.0g	食塩相当量	0.3g
炭水化物	2.6g		

けんちん汁

材料（1人分）

ごぼう…8cm（15g）

★にんじん…1/20本（10g）

★こんにゃく…20g

★根深ねぎ…1cm（2g）

干ししいたけ…1/4個（1g）

油揚げ…1/8枚（2g）

だし汁…150ml

ごま油…小さじ1/4（1g）

A
- しょうゆ…小さじ2/3（4g）
- みりん…小さじ3/4（3g）
- 塩…0.2g

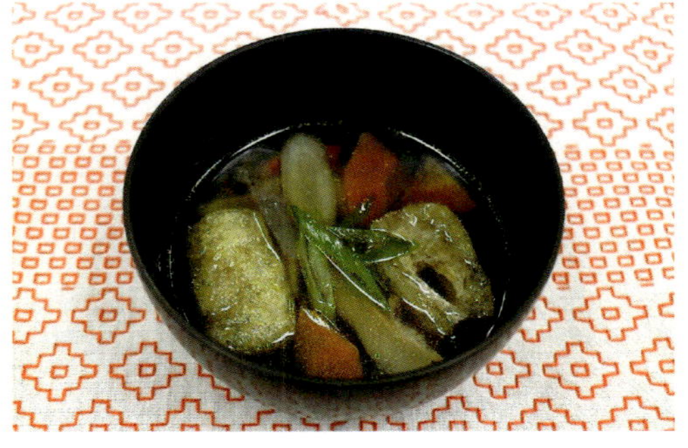

栄養価（１人分）

エネルギー	47kcal	コレステロール	0mg
たんぱく質	1.7g	食物繊維	2.0g
脂質	1.7g	食塩相当量	0.9g
炭水化物	6.6g		

作り方

1. ごぼうは斜め薄切り、にんじんはいちょう切り、こんにゃくは短冊、ねぎは斜め薄切りにする。干ししいたけは水で戻し、半分に切って薄切りにする。油揚げは細切りにする。
2. 鍋にごま油を入れ、ごぼう、にんじん、こんにゃく、干ししいたけを入れて軽く炒める。全体に油が回ったら、だし汁を加えて煮る。
3. 野菜が柔らかくなったら、ねぎと油揚げ、Aの調味料を加えて味を調える。

1800kcal 秋

昼食 れんこんハンバーグ献立

れんこんハンバーグ

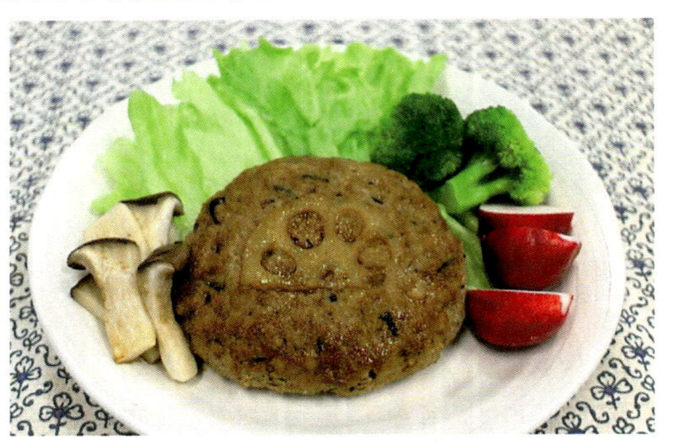

材料（1人分）

れんこん…1.5cm（30g）
れんこん（飾り用）…薄切り2枚
豚ひき肉…70g
乾燥ひじき…1g
おから…10g
溶き卵…1/5個分（10g）
A ┌塩…0.3g
　│こしょう…少々
　└ナツメグパウダー…少々
油…小さじ1/2（2g）

〈ソース〉
しょうゆ…小さじ1（6g）
砂糖…小さじ2/3（2g）
酢…小さじ2（10g）

〈付け合せ〉
レタス…小1枚（10g）
ラディッシュ…中2個（20g）

〈温野菜〉
★エリンギ…中1本（30g）
★ブロッコリー…2房（20g）

作り方

1. れんこんの半量は粗くみじん切りにし、もう半量はすりおろしておく。乾燥ひじきは水で戻し、水けをきっておく。付け合せのブロッコリーは子房に分けてゆで、エリンギは薄切りにして焼く。
2. ボウルにれんこん、豚ひき肉、ひじき、おから、溶き卵、Aの材料を入れて混ぜ、形を整える。
3. フライパンを熱し、油をひいて2を焼く。両面に焼き色がついたら、蓋をして蒸し焼きにする。
4. ソースの材料を混ぜ合わせて、3とからめる。
5. 器に付け合せの野菜とともに盛り付ける。

栄養価（１人分）

エネルギー	253kcal	コレステロール	95mg
たんぱく質	18.2g	食物繊維	4.7g
脂質	14.3g	食塩相当量	1.4g
炭水化物	13.6g		

メタボ予防　減塩１　☆だしを効かせる☆

かつおや昆布、煮干しなどの天然素材からとるだしの旨味によって、薄味でもおいしく食べることが出来ます。

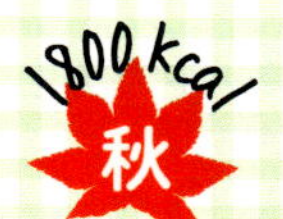

小松菜の豆板醤炒め

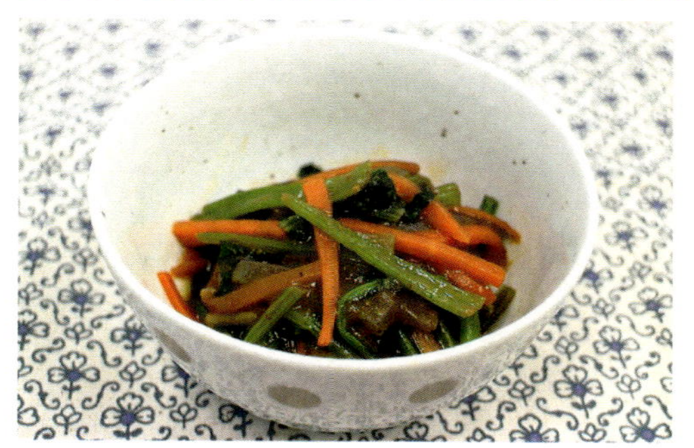

材料(1人分)

★小松菜…2株（60g）
★にんじん…1/10本（15g）
★もやし…1/10袋（20g）
こんにゃく…20g
A［豆板醤…小さじ1/3（2g）
　赤みそ…小さじ1（6g）
　糖…小さじ1と1/3（4g）
　酒…小さじ1強（6g）
ごま油…小さじ1/4（1g）

〈水溶き片栗粉〉
片栗粉…小さじ1/3（1g）
水…小さじ1（5g）

作り方

1. 小松菜は5cm程度の長さに切り、にんじんとこんにゃくは5cm程度の長さの細切りにする。
2. フライパンを熱し、ごま油を入れる。にんじん、こんにゃくの順に炒め、火が通ったらもやしと小松菜を入れる。
3. 合わせた調味料Aを加えて炒める。
4. 水溶き片栗粉を加えてとろみをつける。

栄養価（１人分）

エネルギー	61kcal	コレステロール	0mg
たんぱく質	2.2g	食物繊維	2.5g
脂質	1.5g	食塩相当量	1.2g
炭水化物	9.4g		

ほうれん草と菊の酢醤油和え

材料(1人分)

★ほうれん草…1/6束（30g）
★えのきたけ…1/3袋（30g）
★菊の花びら…1g
A［しょうゆ…小さじ1/2（3g）
　酢…小さじ1/2強（3g）

作り方

1. ほうれん草は5cm程度に切り、えのきたけは6cm程度に切ってほぐしておく。
2. ほうれん草とえのきたけをさっとゆでで、水けをきる。
3. Aの調味料と菊の花びらを加えて和える。

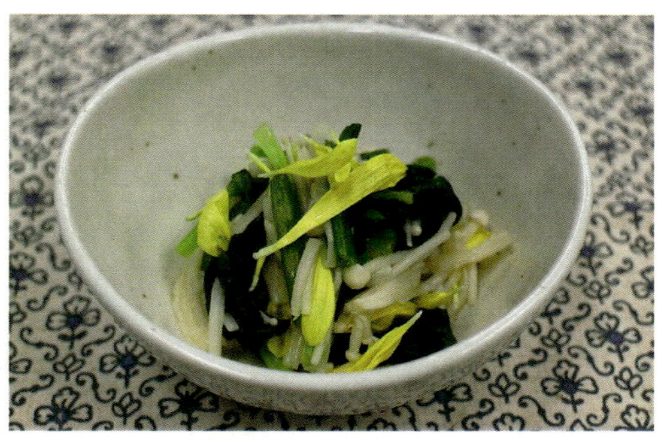

栄養価（１人分）

エネルギー	19kcal	コレステロール	2mg
たんぱく質	2.4g	食物繊維	2.0g
脂質	0.2g	食塩相当量	0.5g
炭水化物	3.6g		

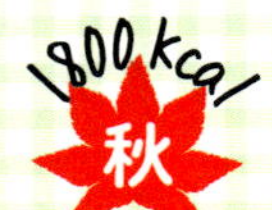

夕食 サバのゆず風味つけ焼き献立①

かぶごはん

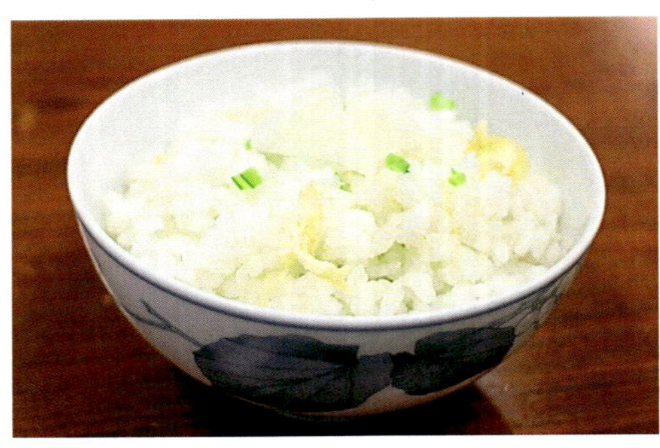

材料（1人分）
★ごはん…160g
★かぶ…小1/4個（20g）
★かぶ（葉）…2本分（10g）
塩…0.3g
油揚げ…1/8枚（2g）

作り方
1. かぶは皮をむき、薄いいちょう切り、葉は軽くゆで小口切りにする。油揚げは細切りにする。
2. 分量の塩でかぶとかぶの葉を軽く塩もみする。
3. ごはんに2と油揚げを加えて混ぜる。

栄養価（1人分）

エネルギー	282kcal	コレステロール	0mg
たんぱく質	4.6g	食物繊維	0.9g
脂質	1.2g	食塩相当量	0.3g
炭水化物	60.6g		

サバのゆず風味つけ焼き

材料（1人分）
★サバ（切り身）…1切れ（80g）
A［しょうゆ…小さじ2/3（4g）
　みりん…小さじ2/3（4g）
　ゆず果汁…小さじ1（5g）］
〈付け合せ〉
大根おろし…10g
しょうゆ…小さじ1/3（2g）
ゆず皮…少々

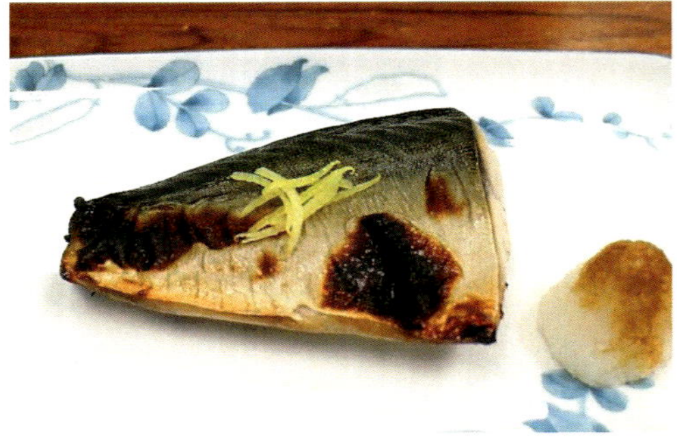

作り方
1. Aの調味料を合わせ、サバを30分程度漬け込む。
2. グリルでサバに焼き目がつき、火が通るまで焼く。
3. 器に盛りつけ、大根おろしとゆずの皮を飾る。

栄養価（1人分）

エネルギー	179cal	コレステロール	5.1mg
たんぱく質	17.0g	食物繊維	0.3g
脂質	9.7g	食塩相当量	0.9g
炭水化物	3.6g		

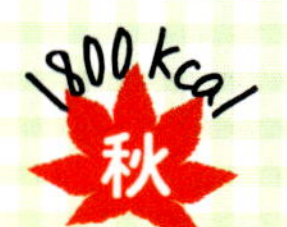

里芋と切り干し大根の煮つけ

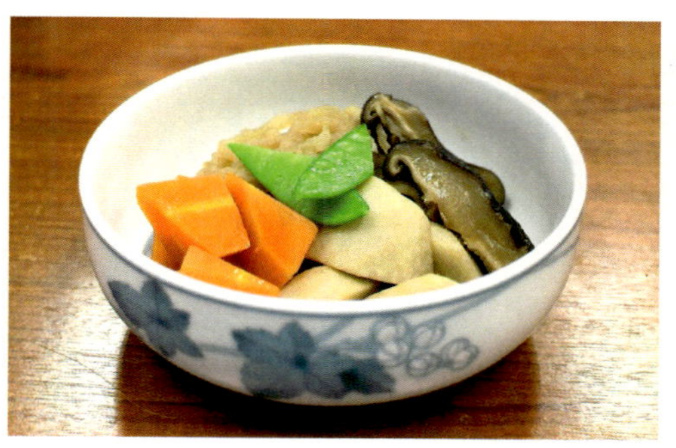

材料（1人分）

★里芋…中1個（50g）
切り干し大根…10g
★にんじん…1/6本（30g）
干ししいたけ…1枚（3g）
★さやえんどう…2さや（4g）
だし汁…100ml
A［砂糖…小さじ1（3g）
酒…小さじ1（6g）
しょうゆ…小さじ1（6g）］
油…小さじ1弱（3g）

作り方

1. 里芋、にんじんは乱切りにし、干ししいたけは水で戻して半分に切る。切り干し大根は水で戻しておく。さやえんどうはさっとゆでて、斜め半分に切る。
2. 鍋に油を入れ、切り干し大根、里芋、にんじん、干ししいたけを軽く炒める。
3. だし汁を加えて野菜が柔らかくなるまで煮る。Aを加えて煮込む。
4. 器に盛り、さやえんどうを添える。

栄養価（１人分）

エネルギー	127kcal	コレステロール	0mg
たんぱく質	3.0g	食物繊維	5.3g
脂質	3.2g	食塩相当量	1.1g
炭水化物	22.4g		

きのこのすまし汁

材料（1人分）

★しめじ…1/5パック（20g）
乾燥わかめ…1g
だし汁…120ml
うすくちしょうゆ…小さじ1/2（3g）
しょうが（千切り）…適量

作り方

1. しめじは小房に分け、わかめは水で戻して食べやすい大きさに切る。
2. 鍋にだし汁を入れ、煮立ったらしめじとわかめ、うすくちしょうゆを加えて味を調える。
3. 器に入れ、しょうがをちらす。

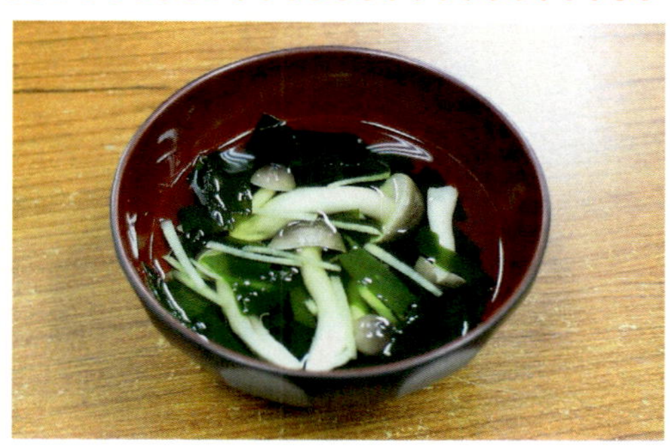

栄養価（１人分）

エネルギー	9cal	コレステロール	0mg
たんぱく質	1.2g	食物繊維	1.1g
脂質	0.1g	食塩相当量	0.8g
炭水化物	2.1g		

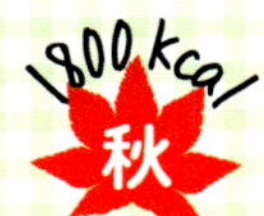

夕食 サバのゆず風味つけ焼き献立②

干し柿ヨーグルト

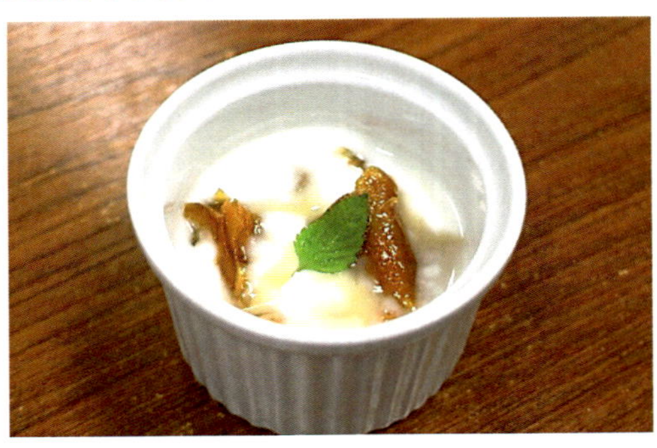

材料（1人分）
干し柿…小1個（20g）
はちみつ…小さじ1/3（2g）
プレーンヨーグルト…50g

作り方
1. 干し柿を食べやすい大きさに切っておく。
2. 器にヨーグルトと干し柿を入れ、はちみつをかける。

栄養価（１人分）

エネルギー	92kcal	コレステロール	6mg
たんぱく質	2.1g	食物繊維	2.8g
脂質	1.8g	食塩相当量	0.1g
炭水化物	18.3g		

メタボ予防　減塩２　☆酸味を利用する☆

お酢やレモン、トマトなどの酸味のある食材を使用することで、酸味によって薄味の物足りなさを感じにくくなります。

メタボ予防　減塩３　☆香辛料や香味野菜を利用する☆

からしや唐辛子などの香辛料やしょうがやにんにく、ねぎなどの香味野菜を取り入れることで味のアクセントとなります。

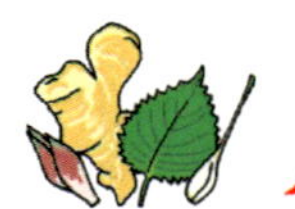

東海地域食料自給率向上研究会で メタボリックシンドローム予防メニューを発表

平成26年12月12日、椙山女学園大学で開催された東海地域食料自給率向上研究会（主催：東海農政局、共催：椙山女学園食育推進センター）で、臨床栄養学研究室生の伊藤さん、清水さん、霜鳥さんが東海3県の食材を使用したメタボリックシンドローム予防メニューを発表し、会場参加者と意見交換を行いました。

メタボリックシンドローム予防メニューは、外食事業社からも関心が寄せられており、社員食堂でのメニュー化も検討されています。

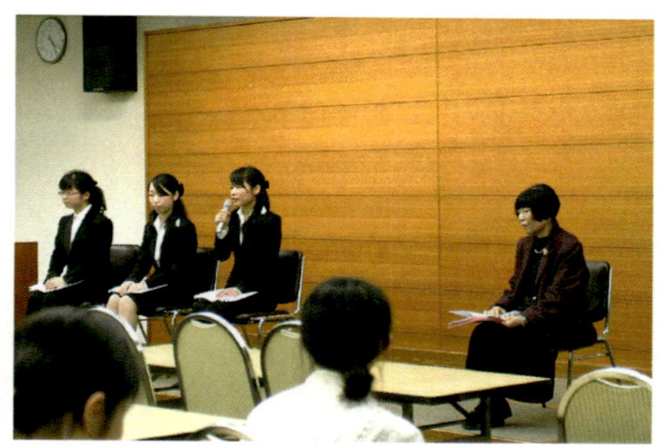
会場との意見交換の模様

東海地域食料自給率向上研究会とは

東海地域食料自給率向上研究会は、東海地域の関係者による食料自給率向上に向けた自由な意見交換の場として、平成18年度から毎年開催しています。

平成24年度からは、大学との連携を深め、大学生自らが、国産農産物の消費拡大手法について研究・発表を行っています。東海農政局では、大学生の研究・発表を研究会の成果物として冊子化し、国産農産物の消費拡大に向けた具体的な取組の提案を行っています。

大学生がこれまでに行った研究・発表の内容は

平成24・25年度は、愛知学院大学心身科学部健康栄養学科の森公衆栄養学研究室生が、だれもが取り組みやすい「簡単な食べ方」や「新しい食べ方」をテーマに、スープジャーを使用して簡単に作れる雑炊やリゾットのほか、米粉を活用した新しい食べ方について研究・発表しました。

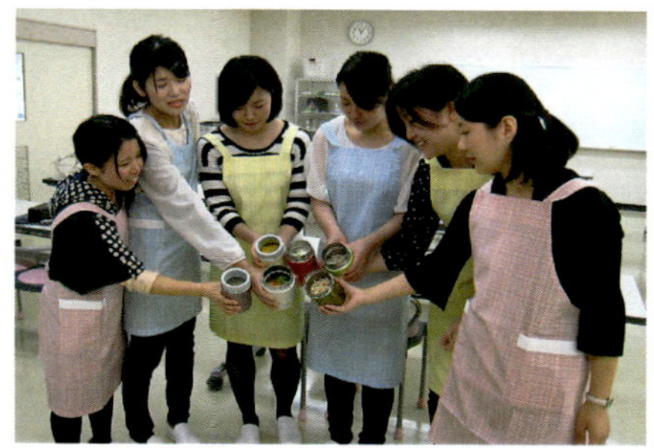
スープジャーを活用した簡単クッキング
愛知学院大学森公衆栄養学研究室3期生

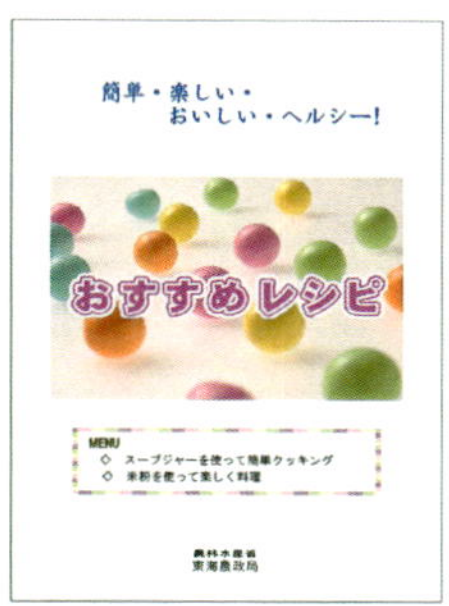

森公衆栄養学研究室生が
考案したレシピ

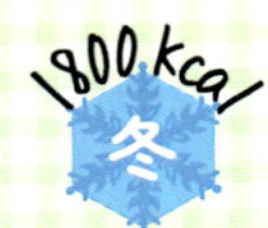

冬の1日1800Kcalメニュー

朝食 鶏雑炊献立

◆鶏雑炊・・（P65）
◆はりはり漬け・・（P66）
◆ミルクゼリー・・（P66）

使用した東海3県の食材

鶏肉	（愛知）	白菜	（愛知）
にんじん	（愛知）	根深ねぎ	（愛知）
ほうれん草	（岐阜）		

1食分の栄養価

エネルギー	464kcal	コレステロール	119mg
たんぱく質	21.2g	食物繊維	6.5g
脂質	10.5g	食塩相当量	2.7g
炭水化物	71.9g		

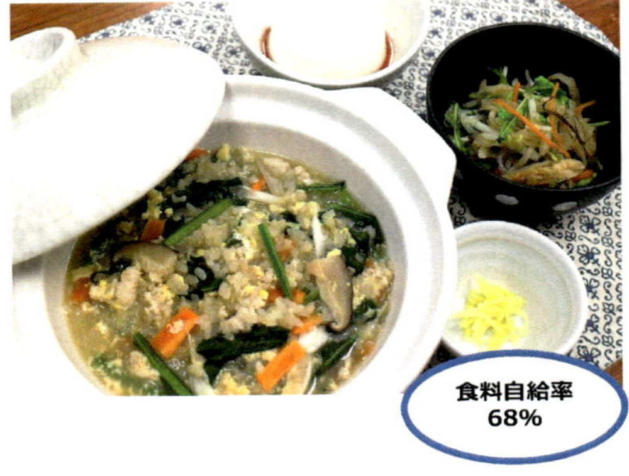

食料自給率
68%

体の温まる鶏雑炊は、歯ごたえのある玄米を使うことで、かむ回数が増え満腹感が得られます。玄米はミネラルや食物繊維を多く含み、血圧や血糖値の上昇を抑える効果もあります。

昼食 ブリの照り焼き献立

◆玄米ごはん
◆ブリの照り焼き・・（P67）
◆ブロッコリーとカリフラワーのしらす炒め・・（P67）
◆キャベツのからし和え・・（P68）
◆かぶのあんかけ汁・・（P68）
◆みかん

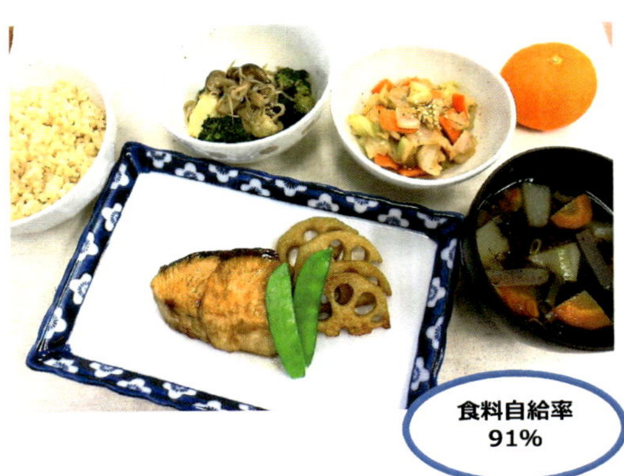

食料自給率
91%

ブリの照り焼きをメインに、カルシウムたっぷりのしらすを使った炒め物を合わせた献立です。あんかけ汁に使ったもずくには免疫力を上げる作用のあるフコイダンが含まれます。

使用した東海3県の食材

ブリ	（三重）	れんこん	（愛知）
ブロッコリー	（愛知）	カリフラワー	（愛知）
キャベツ	（愛知）		

1食分の栄養価

エネルギー	653kcal	コレステロール	55mg
たんぱく質	25.7g	食物繊維	10.1g
脂質	17.6g	食塩相当量	3.2g
炭水化物	97.5g		

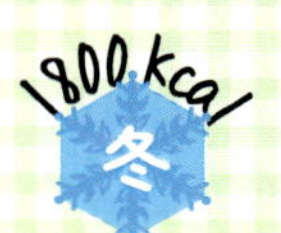

夕食 ヒラメのホイル蒸し献立

◆ごはん
◆ヒラメのホイル蒸し・・（P69）
◆ほうれん草とキャベツの炒め物・・（P69）
◆冬野菜の酢漬け・・（P70）
◆豚汁・・（P70）

使用した東海3県の食材

豚肉	（愛知）	大根	（愛知）
ヒラメ	（三重）	水菜	（岐阜）
山芋	（三重）		

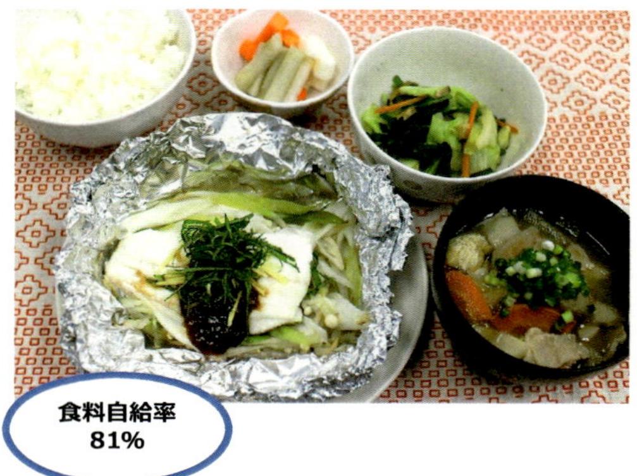

食料自給率
81%

1食分の栄養価

エネルギー	630kcal	コレステロール	63mg
たんぱく質	30.2g	食物繊維	9.8g
脂質	15.1g	食塩相当量	3.0g
炭水化物	91.6g		

脂質の少ないひらめは、油を使わずにホイル焼きにすることでさらにヘルシーになります。副菜の炒め物には、抗酸化作用のあるビタミンCを多く含むキャベツとほうれん草を使っています。

冬の1日1800Kcalメニューの栄養価

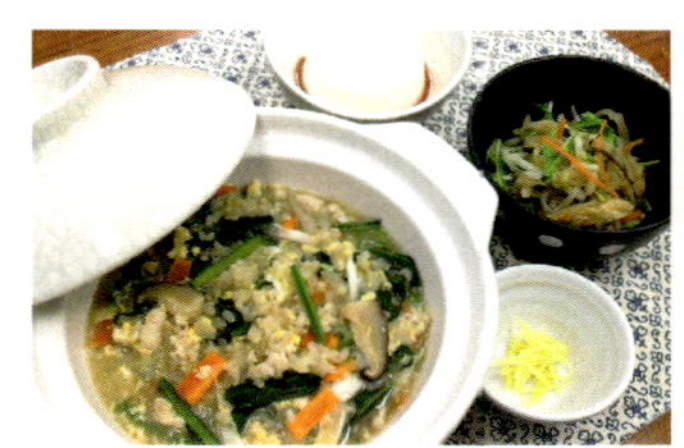

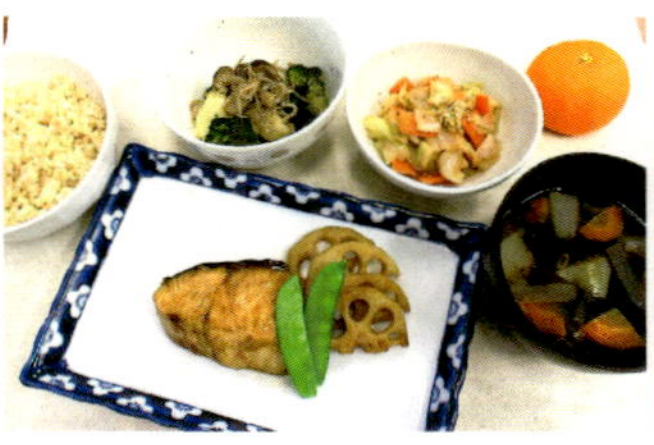

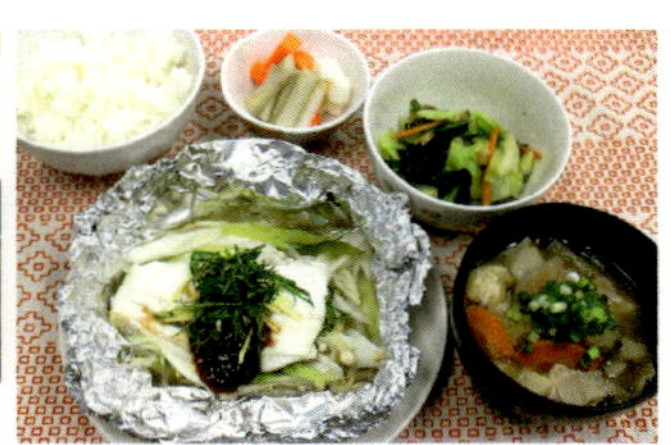

冬メニュー1日の栄養価

エネルギー	1747kcal	コレステロール	237mg
たんぱく質	77.1g	食物繊維	26.4g
脂質	43.3g	食塩相当量	8.9g
炭水化物	261.0g	P:F:C	17.7：22.3：60.1

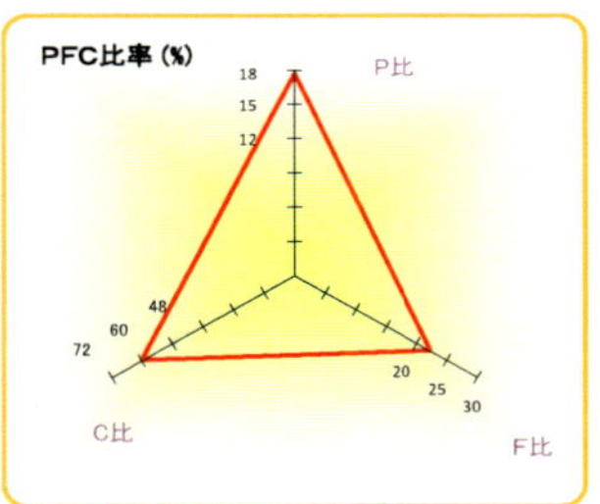

1800 kcal 冬

朝食 鶏雑炊献立

鶏雑炊

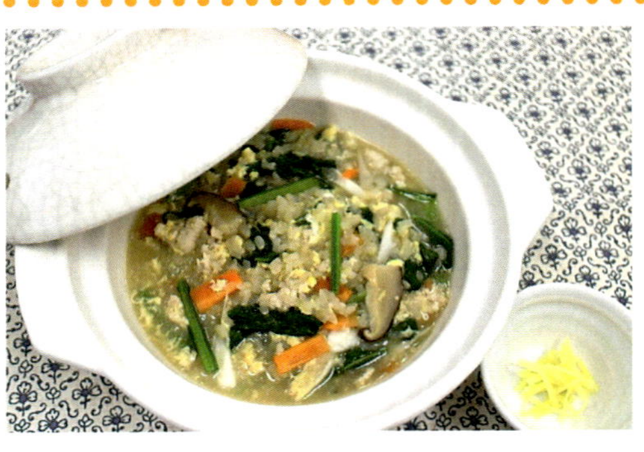

材料（1人分）

★玄米ごはん…130g
　溶き卵…小1/2個分（20g）
★鶏ひき肉…30g
★根深ねぎ…3cm（5g）
★にんじん…1/20本（10g）
★ほうれん草…1/10束（20g）
★干ししいたけ…1/4個（1g）
　だし汁…260ml
　A［塩…0.6g
　　しょうゆ…小さじ1（6g）
　しょうが（千切り）…好みで（2g）

作り方

1. にんじんは短冊切り、ねぎは斜め薄切り、ほうれん草は4cm程度に切る。干ししいたけは水で戻し、薄切りにする。
2. 鍋にだし汁を入れ、にんじんと鶏ひき肉、干ししいたけを煮る。火が通ったらAの調味料で味を調える。
3. 玄米を加え、煮立ったらねぎとほうれん草を加える。
4. 最後に溶き卵を加えて軽く火を通す。
5. しょうがを添える。

栄養価（1人分）

エネルギー	315kcal	コレステロール	107mg
たんぱく質	14.3g	食物繊維	3.2g
脂質	6.0g	食塩相当量	1.9g
炭水化物	50.4g		

メタボ予防　減塩４　☆種実類や焼きのりなどを利用する☆

ごまや焼きのり、ナッツ類などの香ばしさを利用すると、塩分控えめでもおいしく食べることができます。

メタボ予防　減塩５　☆とろみをつける☆

片栗粉などで汁物にとろみをつけることで、舌の上にとどまる時間が長くなり、味を感じやすくなります。

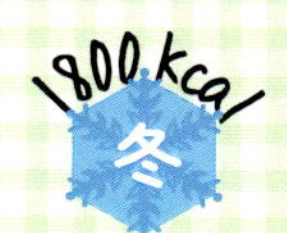

はりはり漬け

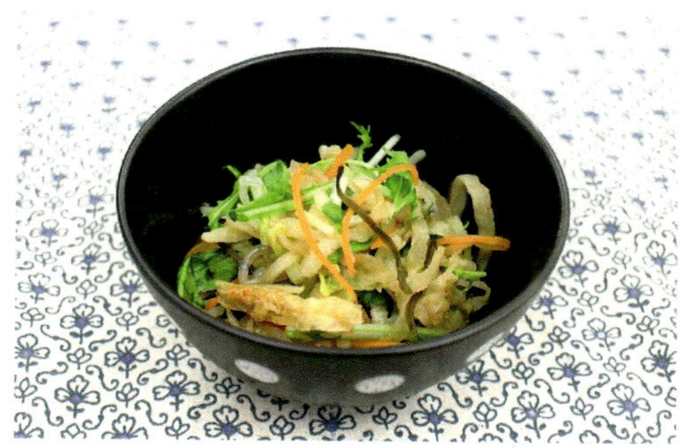

材料（1人分）

切り干し大根…6g
★にんじん…1/40本（5g）
★白菜…1/4枚（30g）
★水菜…1株（15g）
油揚げ…1/8枚（2g）
しらたき…30g
塩昆布…1g
A［酢…小さじ1（5g）
　砂糖…小さじ2/3（　2g）
　しょうゆ…小さじ1/2（3g）］
一味唐辛子…好みで

作り方

1. 切り干し大根は水で戻す。にんじんは細切り、白菜と油揚げは短冊切り、水菜は4cm程度の長さに切る。
2. 切り干し大根、にんじん、白菜、しらたきは茹でて、しっかりと水を切る。
3. 2と水菜、油揚げ、塩昆布を合わせておいた調味料Aと和え、好みで一味唐辛子を加える。

栄養価（１人分）

エネルギー	48kcal	コレステロール	0mg
たんぱく質	1.8g	食物繊維	3.2g
脂質	0.7g	食塩相当量	0.7g
炭水化物	9.9g		

ミルクゼリー

材料（1人分）

粉ゼラチン…小さじ1/3（1g）
水(ゼラチン用)…小さじ1（5ml）
牛乳…100ml
砂糖…小さじ2弱（5g）
バニラエッセンス（あれば）…1滴
いちごジャム…小さじ1/2弱（3g）
水（ジャム用）…小さじ1/5（1ml）

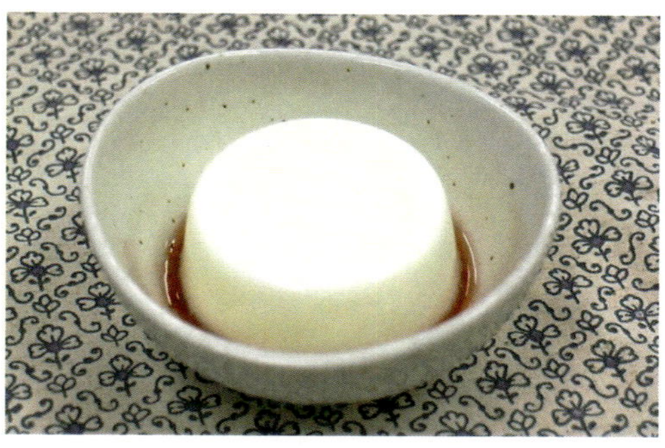

作り方

1. 粉ゼラチンを分量の水でふやかしておく。
2. 鍋に牛乳と砂糖を入れ、火にかける。混ぜながら温め、沸騰直前に火を止めて1のゼラチンとバニラエッセンスを加える。ゼラチンが完全に溶けるまで混ぜ、粗熱を取る。
3. 水でぬらしたプリンカップに2を流し入れ、冷蔵庫で冷やす。
4. ゼリーが完全に固まったら器に出し、分量の水で伸ばしたイチゴジャムを添える。

栄養価（１人分）

エネルギー	101kcal	コレステロール	12mg
たんぱく質	5.1g	食物繊維	0.0g
脂質	3.8g	食塩相当量	0.1g
炭水化物	11.7g		

昼食 ブリの照り焼き献立

ブリの照り焼き

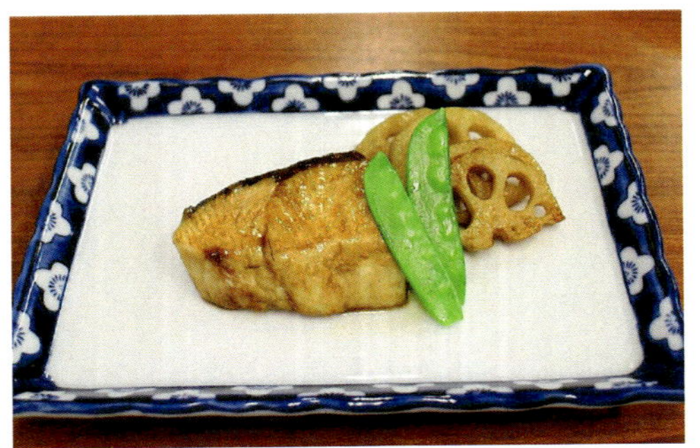

材料（1人分）
★ブリ（切り身）…一切れ（60g）
★れんこん…1.5cm（30g）
油…小さじ1/2（2g）
しょうが（すりおろし）…2g
A みりん…小さじ1（6g）
A 酒…小さじ1（5g）
A 砂糖…小さじ1/2（1.5g）
A しょうゆ…小さじ1（6g）
さやえんどう…2さや（4g）

作り方
1. れんこんは薄切りにし、調味料Aとしょうがは合わせておく。
2. フライパンに油を入れ、れんこんを焼く。れんこんに軽く焼き色が付いたら、同じフライパンにブリをおき、焼き色がつくまで両面を焼く。
3. 1の調味料を加えて全体にからめながら煮詰める。
4. 器に盛り、茹でたさやえんどうを飾る。

栄養価（１人分）

エネルギー	224kcal	コレステロール	43mg
たんぱく質	14.1g	食物繊維	0.8g
脂質	12.6g	食塩相当量	1.0g
炭水化物	10.2g		

ブロッコリーとカリフラワーのしらす炒め

材料（1人分）
★ブロッコリー…2房（25g）
カリフラワー…3房（30g）
★しめじ…1/7パック（15g）
★しらす干し…大さじ1（5g）
ごま油…小さじ1/2（2g）
しょうゆ…小さじ1/6（1g）
みりん…小さじ1/2（3g）

作り方
1. ブロッコリーとカリフラワーは食べやすい大きさの子房に分けて茹でる。しめじはほぐしておく。
2. フライパンにごま油をいれ、しめじ、ブロッコリー、カリフラワーを炒める。
3. しらすとしょうゆ、みりんを加えて全体にからませる。

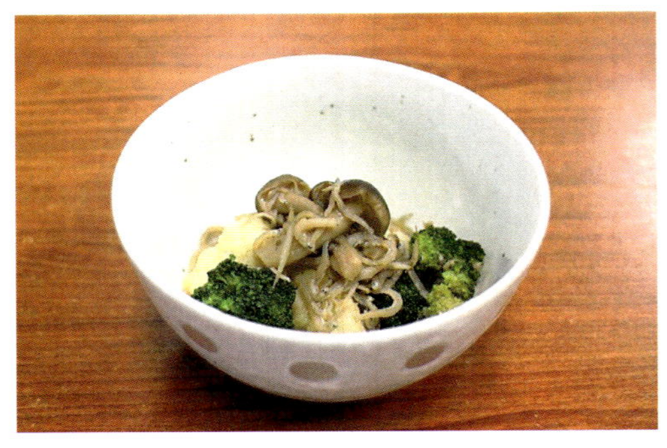

栄養価（１人分）

エネルギー	51kcal	コレステロール	12mg
たんぱく質	3.6g	食物繊維	2.5g
脂質	2.3g	食塩相当量	0.4g
炭水化物	5.0g		

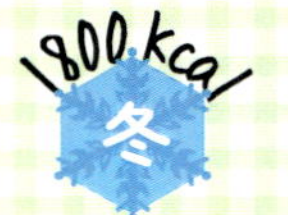

冬野菜の酢漬け

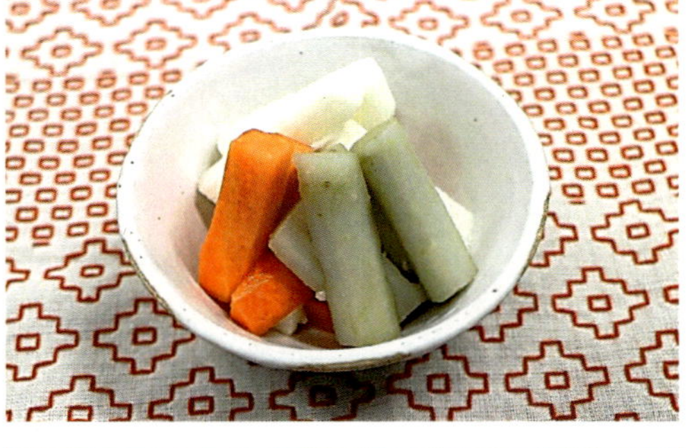

材料（1人分）

ごぼう…6cm（10g）
★にんじん…1/10本（20g）
★長芋…20g
A 酢…小さじ2（10g）
A 砂糖…小さじ1/3（1g）
A 塩…0.1g

栄養価（１人分）

エネルギー	33kcal	コレステロール	0mg
たんぱく質	0.8g	食物繊維	1.3g
脂質	0.1g	食塩相当量	0.1g
炭水化物	7.4g		

作り方

1. ごぼう、にんじん、長芋は皮をむいて3cm程度の長さに切る。ごぼうは下茹でしておく。
2. ビニール袋にAの調味料と1の野菜をいれて一晩漬け込む。

豚汁

材料（1人分）

★豚ばら薄切り…20g
★にんじん…1/20本（10g）
★大根…7mm（20g）
ごぼう…6cm（10g）
さといも…中1個（30g）
油揚げ…1/4枚（4g）
だし汁…180ml
みそ…大さじ1/2（9g）
葉ねぎ（小口切り）…適量（3g）

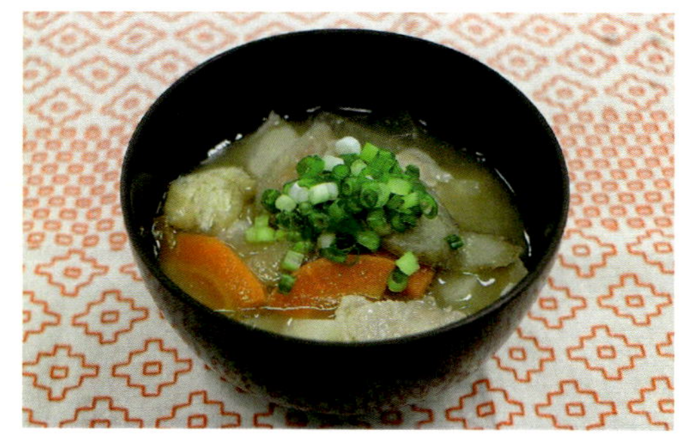

作り方

1. にんじんと大根はいちょう切り、ごぼうは斜め薄切り、さといもは小さめの乱切り、油揚げは薄切りにする。豚肉は2cm程度に切る。
2. 鍋にだし汁を入れ、にんじん、大根、ごぼう、さといもを入れて火にかける。煮立ったら豚肉を加える。
3. 野菜が柔らかくなったら、みそを加えて味を調える。
4. 器に入れ、ねぎを乗せる。

栄養価（１人分）

エネルギー	55kcal	コレステロール	4mg
たんぱく質	2.3g	食物繊維	3.1g
脂質	3.0g	食塩相当量	0.5g
炭水化物	6.4g		

Menu Book　地産地消でメタボリックシンドローム予防

2016年1月15日　初版発行

作成　相山女学園大学　生活科学部　管理栄養学科
臨床栄養学研究室
伊藤　千恵美、清水　真菜華、霜鳥　有里
研究室生指導　管理栄養学科教授
森奥　登志江

編集　東海農政局　企画調整室

定価(本体価格1,400円+税)

発行所　株式会社　三恵社
〒462-0056 愛知県名古屋市北区中丸町2-24-1
TEL 052 (915) 5211
FAX 052 (915) 5019
URL http://www.sankeisha.com

ISBN978-4-86487-442-7 C0077 ¥1400E

1800 kcal 冬

夕食 ヒラメのホイル蒸し献立

ヒラメのホイル蒸し

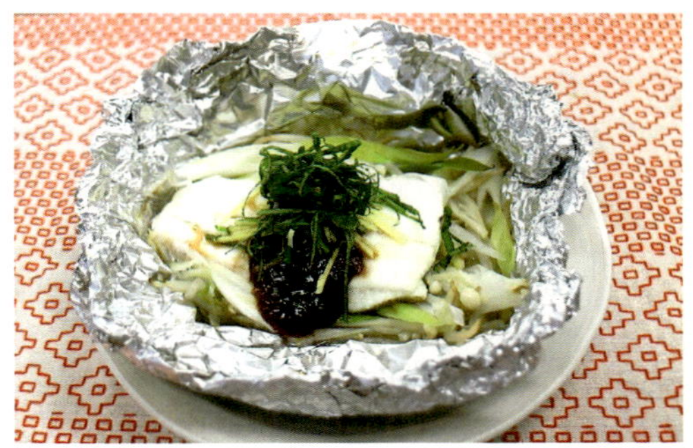

材料（1人分）
★ヒラメ（切り身）…一切れ（70g）
　塩…0.2g
　酒…小さじ1/2（2.5g）
★えのきたけ…1/7袋（15g）
　もやし…1/4袋（50g）
★水菜…1株（15g）
★根深ねぎ…15cm（30g）

〈梅肉たれ〉
　梅干し…中1/2個（5g）
　A［しょうゆ…小さじ1/2（3g）
　　みりん…小さじ1/2（3g）

〈薬味〉
　しょうが（千切り）…適量（3g）
　大葉（細切り）…1.5枚（1g）

作り方
1. えのきたけは半分に切り、水菜は4cm程度に切る。ねぎは斜め薄切りにする。梅干しは軽く刻み、Aの調味料と合わせておく。オーブンを210℃に予熱しておく。
2. ヒラメは塩と酒をふり、下味をつける。
3. アルミホイルの上にえのきたけ、もやし、水菜、ねぎ、ヒラメをのせる。
4. アルミホイルを閉じ、210℃のオーブンで20～25分程度、ヒラメに火が通るまで加熱する。
5. 器に乗せ、薬味と梅肉だれを添える。

栄養価（１人分）

エネルギー	128kcal	コレステロール	45mg
たんぱく質	17.1g	食物繊維	2.7g
脂質	2.7g	食塩相当量	1.1g
炭水化物	8.4g		

ほうれん草とキャベツの炒め物

材料（1人分）
★キャベツ…キャベツ中2枚（50g）
★にんじん…1/15本（15g）
★ほうれん草…２/５束（50g）
　干ししいたけ…1/4個（1g）
　バター…小さじ1/2（2g）
　しょうゆ…小さじ1/2（3g）
　油…小さじ1/4（1g）

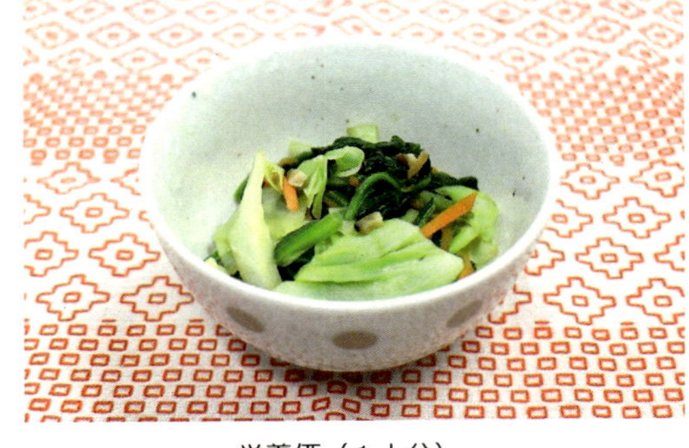

作り方
1. キャベツはざく切り、にんじんは千切り、ほうれん草は4cm程度に切る。干ししいたけは水で戻して薄切りにする。
2. フライパンに油を入れ、にんじんを炒める。
3. しいたけ、キャベツ、ほうれん草を順に加えて炒め、最後にしょうゆとバターを加える。

栄養価（１人分）

エネルギー	55kcal	コレステロール	4mg
たんぱく質	2.3g	食物繊維	3.1g
脂質	3.0g	食塩相当量	0.5g
炭水化物	6.4g		

キャベツのからし和え

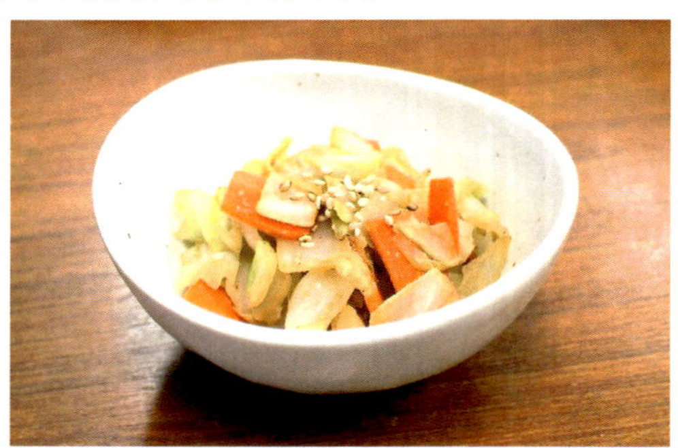

材料（1人分）
★キャベツ…大1枚（70g）
★にんじん…1/15本（15g）
A［練りからし…小さじ1/3弱（1.5g）
　すりごま…小さじ1/3（1g）
　しょうゆ…小さじ2/3（4g）

栄養価（1人分）

エネルギー	35kcal	コレステロール	0mg
たんぱく質	1.6g	食物繊維	1.8g
脂質	0.9g	食塩相当量	0.7g
炭水化物	6.2g		

作り方
1. にんじんは短冊切り、キャベツはざく切りにし、茹でておく。
2. Aの材料を合わせ、よく水けを絞った1と和える。

かぶのあんかけ汁

材料（1人分）
★かぶ…小1/2個（40g）
★にんじん…1/10本（20g）
★こんにゃく…10g
★もずく（塩抜き）…20g
★根深ねぎ…5cm（10g）
A［うすくちしょうゆ…小さじ1（6g）
　酒…小さじ1/5（1g）
だし汁…150ml
〈水溶き片栗粉〉
片栗粉…小さじ1/2（1.5g）
水…小さじ1（5ml）

栄養価（1人分）

エネルギー	32kcal	コレステロール	0mg
たんぱく質	1.3g	食物繊維	1.8g
脂質	0.1g	食塩相当量	1.2g
炭水化物	7.1g		

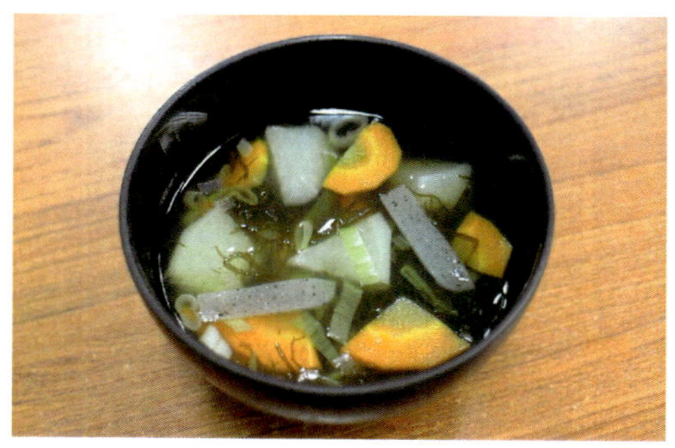

作り方
1. かぶは乱切り、にんじんはいちょう切り、こんにゃくは短冊切り、ねぎは小口切りにしておく。
2. 鍋にだし汁を入れ、かぶ、にんじん、こんにゃくを煮る。
3. 火が通ったら、ねぎともずく、調味料Aを加えて味を調える。
4. 水溶き片栗粉を加えてとろみをつける。